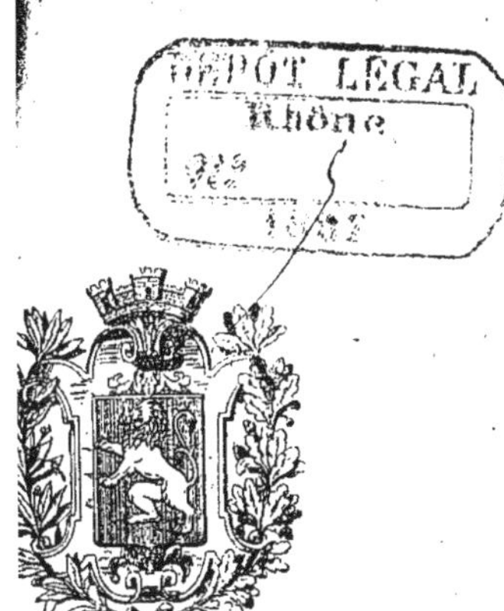

Dr HENRY MASSON
Médecin stagiaire au Val de Grâce

DE LA DÉGÉNÉRESCENCE MALIGNE

DES

KYSTES DERMOÏDES

DE L'OVAIRE

A.-H. STORCK, ÉDITEUR
LYON

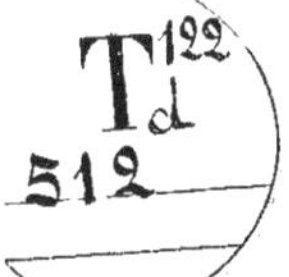

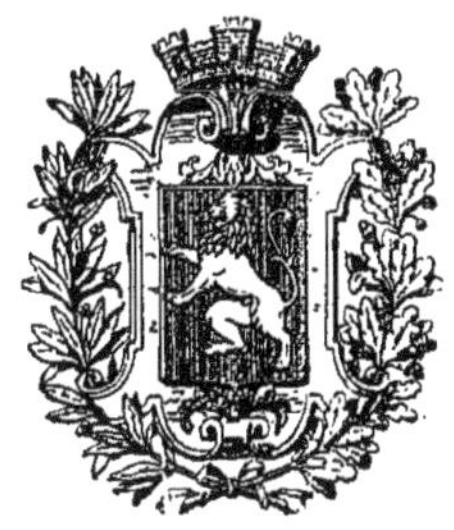

Dᴿ Henʀy MASSON
Médecin stagiaire au Val de Grâce

DE LA DÉGÉNÉRESCENCE MALIGNE

DES

KYSTES DERMOÏDES

DE L'OVAIRE

A.-H. STORCK, ÉDITEUR
LYON

INTRODUCTION

———

Les kystes dermoïdes de l'ovaire ont été l'objet de nombreux travaux portant soit sur leur genèse, leur histologie, leur évolution clinique ou leur traitement. Comme tous les kystes de l'ovaire, ils peuvent présenter divers accidents : torsion de leur pédicule, rupture de leurs parois, hémorrhagie à leur intérieur, infection de leur contenu ; de même que les kystes mucoïdes, ils peuvent aussi être le siège de dégénérescences malignes et amener la mort de la malade qui en est porteur par généralisation et cachexie.

Notre but a été de rassembler tous les cas de dégénérescence maligne de kystes dermoïdes que nous avons pu trouver dans la littérature médicale française et étrangère, et de faire l'étude de ces observations au point de vue anatomo-pathologique et clinique.

Nous avons ainsi divisé notre sujet :

Dans un premier chapitre, nous rappelons quelques considérations générales sur les kystes dermoïdes, nous permettant de comprendre comment et pourquoi ces kystes dégénèrent.

L'anatomie et la physiologie pathologiques de ces kystes, devenus cancéreux, font l'objet du second chapitre.

Le troisième chapitre est consacré au pronostic que l'on doit faire après l'extirpation d'une tumeur de cette nature.

Dans le quatrième chapitre, nous recherchons les allures cliniques et les symptômes que nous offre un kyste dermoïde lorsqu'il est dégénéré.

Mais, avant d'aborder notre sujet, il nous reste un devoir à remplir, celui de remercier tous ceux qui ont contribué à notre instruction médicale.

C'est M. le professeur Poncet qui nous a donné le sujet de ce travail ; nous l'en remercions vivement et nous sentons tout l'honneur qu'il nous fait en accepter la présidence de notre thèse. Nous nous souviendrons toujours des deux semestres que nous avons passés dans son service, c'est là que nous avons acquis le meilleur de nos connaissances médicales.

Nous réunissons dans un même sentiment de reconnaissance nos maîtres des hôpitaux et nos chefs de l'Ecole du service de Santé militaire, qui ont eu la tâche ingrate de nous initier à la médecine.

CHAPITRE PREMIER

Considérations générales sur les kystes dermoïdes et conséquences que l'on en peut tirer.

I. — Avant d'aborder l'étude de la dégénérescence maligne des kystes dermoïdes de l'ovaire, il est absolument nécessaire de rappeler l'histologie de ces kystes avant qu'ils aient subi aucune transformation pathologique ; il est, en effet, indispensable, avant d'étudier un tissu pathologique quelconque, de connaître ce tissu à l'état normal. De plus, de l'étude de la constitution des kystes dermoïdes, on peut déduire une série de conséquences permettant de comprendre comment et pourquoi ces kystes dégénèrent et la façon dont ils évoluent lorsqu'ils sont devenus cancéreux.

L'étude de l'anatomie pathologique des kystes dermoïdes peut être divisée en deux paragraphes : l'un, comprenant les kystes dermoïdes simples (appelés par M. Bard tumeurs fœtales de l'épiderme ou épidermoïdes),et les kystes dermoïdes compliqués (tumeurs fœtales méso-épidermiques).

Les kystes dermoïdes simples se présentent sous forme de kystes uniloculaires ou biloculaires de petit volume, en général. Leur contenu est variable : c'est tantôt de la matière sébacée, tantôt un liquide séreux, parfois huileux ; dans quelques cas, plus rares, ce liquide est clair comme de l'eau de roche; on a même signalé quelques cas isolés où le contenu était absolument calcaire.

La paroi de ces kystes nous intéresse beaucoup plus que leur contenu. Son épaisseur varie de un à trois millimètres en moyenne, mais peut atteindre cinq et six millimètres. Elle nous présente plusieurs couches distinctes qui sont, en allant de l'extérieur vers l'intérieur du kyste, une coque fibreuse résistante, un pannicule adipeux, plus ou moins développé (Pozzi), un derme absolument analogue à celui de la peau et une couche épidermique subissant l'évolution cornée. Cette couche épidermique ne diffère de celle de la peau que par la petitesse relative de ses éléments cellulaires et par le peu d'épaisseur des couches cornées.

L'épiderme et le derme sont séparés l'un de l'autre par une membrane basale rectiligne ou parfois faiblement ondulée; on n'y trouve pas de papilles ou, s'il en existe, c'est en général une ou deux grosses papilles recouvertes d'une touffe de poils. Cette absence de papilles multiples, cette membrane basale rectiligne ne constituent pas une différence avec le revètement cutané, car il existe de nombreuses parties de notre organisme où la membrane basale est planiforme (Renaut).

Comme toute paroi cutanée, les kystes dermoïdes nous présentent des follicules pileux, le plus souvent supportés par une grosse papille unique, des glandes sébacées, habituellement nombreuses et bien développées, et des glandes sudoripares plus rares.

Ces kystes dermoïdes simples dont nous venons de faire la description, ont, en général, pour siège le tissu cellulaire sous-cutané. Tels sont les kystes du sourcil.

Les kystes dermoïdes de l'ovaire qui, seuls, nous intéressent, puisque nous n'avons pas pu trouver un seul cas de dégénérescence maligne d'un kyste dermoïde d'une autre région, appartient presque toujours à la deuxième classe des kystes dermoïdes, aux kystes dermoïdes compliqués.

Ceux-ci nous présentent tous les éléments que nous avons rencontrés dans les kystes dermoïdes simples, mais, en plus, on peut y trouver des dents libres ou adhérentes à la paroi fibreuse, ou même, implantées dans une pièce osseuse; ces dents, de forme variable, rappelant parfois assez bien les incisives ou les molaires, peuvent s'élever parfois jusqu'au nombre de 3oo dans un même kyste (Reil et Autenrieth).

Outre les dents, on peut trouver dans ces kystes des pièces osseuses informes, ou, au contraire, rappelant un os de l'organisme, du cartilage, des fibres musculaires lisses, des cellules et des fibres nerveuses, mais tous ces tissus sont accessoires et n'ont pas la vitalité du tissu dermoïde et épidermoïde composant le kyste.

Nombreuses sont les théories cherchant à expliquer la présence de ces kystes dans l'organisme. Jadis, on en faisait le produit d'une grossesse extra-utérine; on oubliait, dans cette théorie que les kystes dermoïdes peuvent se rencontrer chez les vierges, chez les enfants.

Lefert expliquait leur existence par sa fameuse théorie de l'hétérotopie plastique qu'il formulait ainsi : les tissus simples ou composés, des organes plus complexes peuvent se former de toutes pièces dans toutes les parties du corps où, à l'état normal, on n'en rencontre point. Ces deux théories dont l'une est fantaisiste, et dont l'autre n'explique absolument rien ne méritent même plus qu'on les discute.

Mathias Duval, Repin expliquent la genèse des kystes dermoïdes par le développement parthénogénétique de l'ovule. Il se fait pour eux une dégénérescence spéciale de l'ovule, associée, quand ces kystes sont muco-dermoïdes, à une prolifération consécutive de l'épithélium du follicule de Graaf.

Cette théorie n'explique malheureusement pas la présence de kystes dermoïdes siégeant ailleurs que sur l'ovaire ou dans le voisinage de l'ovaire.

Pour d'autres, le kyste dermoïde serait dû à un acte de diplogénèse par inclusion fœtale, mais le nombre excessif de dents que l'on trouve parfois dans ces kystes réfute cette théorie.

Nous arrivons aux théories plus scientifiques de l'enclavement; pour les uns, pendant la période embryonnaire, il se produit un pincement du tégument externe. La portion ainsi pincée peut être comparée à un doigt de gant retourné, la partie située à l'extérieur est devenue interne, et c'est vers le centre du kyste que les cellules évoluent et desquament.

Verneuil attribue la formation de certains kystes dermoïdes à un défaut de soudure des arcs branchiaux. La théorie de la cellule nodale de Bard a le grand avantage que les théories précédentes n'ont pas : d'expliquer non pas seulement la présence de tel ou tel kyste dermoïde siégeant dans telle région, mais de les expliquer tous, quelle que soit leur situation, quelle que soit leur complexité. Pour lui, il y a, dans notre organisme, persistance, au sein des tissus, de cellules embryonnaires, cellules nodales pouvant se dédoubler et donner naissance aux divers types qu'elles renfermaient en germe (épithélium, tissu musculaire, nerveux).

Pour Connheim, il y a, dans le corps humain, de nombreux germes inutilisés susceptibles de donner naissance à tous les néoplasmes, aussi bien simples que complexes.

Nous n'avons pas à discuter ces diverses théories, mais, si on en excepte celle qui cherche à expliquer l'existence des kystes dermoïdes par une grossesse extra-utérine et la théorie de Lebert qui n'ont plus cours, quelle que soit celle que l'on adopte, un fait s'en dégage et c'est le seul qu'il nous importe de retenir : c'est que le kyste dermoïde est un débris embryonnaire plus ou moins âgé, suivant la complexité des tissus qui le composent.

II.—Les conséquences que l'on peut tirer des données précédentes sont nombreuses et nous aideront à comprendre la pathologie des kystes dermoïdes. Nous disons la pathologie, car on peut dire que le kyste dermoïde est un organe anormal composé de tissus absolument normaux, identiques au revêtement cutané, capable de réagir comme lui et de donner naissance à toutes les productions anormales que nous présente la peau.

C'est ainsi que la paroi interne des kystes dermoïdes peut donner naissance à des verrues, des condylomes, à des kystes, à des productions cornées (ongles ou cornes) parfois très développées.

Comme le revêtement cutané, le revêtement des kystes dermoïdes peut être le siège de dégénérescence maligne, épithéliome, carcinome, ou sarcome. Bien plus, on peut dire que la paroi des kystes dermoïdes a une prédisposition plus grande à dégénérer que le revêtement cutané lui-même. Nous avons vu, en effet, en interprétant les diverses théories actuelles proposées pour expliquer l'existence des kystes dermoïdes, que toutes en faisaient un débris embyonnaire ; or on sait depuis bien longtemps, en pathologie générale que tout changement apporté soit à la situation, soit à la structure normale d'un organe ou d'une portion d'organe y crée une disposition au néoplasme et qu'un débris embryonnaire quelconque est un terrain des plus propices à l'éclosion d'une tumeur.

De plus, le kyste dermoïde, pris dans son ensemble, est une tumeur bénigne, et l'on sait la facilité avec laquelle les tumeurs bénignes dégénérent en tumeurs malignes.

« L'apparition d'une tumeur maligne sur une tumeur bénigne est peût être plus fréquente que sur un tissu normal ; mais elle n'est pas moins assez rare et cette fréquence n'est, en somme, qu'un cas particulier d'une loi générale que pour ma part, j'ai pu retrouver à chaque pas dans l'histoire des tumeurs. Les tissus sont d'autant plus disposés à devenir le point de départ de tumeurs malignes qu'ils sont normalement le siège de proliférations physiologiques de remplacement plus intimes.

« La tumeur même bénigne est le siège d'un renouvellement cellulaire plus intense que le tissu normal qui lui correspond, elle a donc le droit d'être plus souvent le point de départ d'une tumeur maligne. » Bard, *Lyon Médical* 1888).

Pour toutes les raisons qui précèdent, il semble que la dégénérescence maligne des kystes dermoïdes de l'ovaire doive être un fait commun. Il n'en est rien : comme dit Bard, leur fréquence n'est que relative.

Malgré toutes nos recherches dans la littérature médicale nous n'avons pu recueillir que 24 Observations de kystes dermoïdes ayant subi une dégénérescence maligne.

Si le nombre de nos observations n'est pas plus grand, cela tient à plusieurs raisons. C'est d'abord que les kystes dermoïdes de l'ovaire n'entrent que pour une faible part dans le nombre total des kystes de l'ovaire.

Sur 1000 ovariotomies, Spencer à rencontré 22

kystes dermoïdes; Péan en a rencontré 8 sur 285, Schrœder 5 sur 102; Terrier 4 sur 50; Dohr 5 sur 25.

Olshausen, dans une statistique de 2.275 ovariotomies, faites par Spencer-Wells, Keith, Schrœder, ete, a rencontré seulement 80 kystes dermoïdes, soit 3,5 o/o.

De plus, au début, l'infection cancéreuse ne se traduisant que par quelques végétations sur la paroi interne du kyste, ou même par un simple épaisissement de cette paroi, il est certaiu que si on n'examine pas soigneusement les parois du kyste après son ablation, un certain nombre de cas de dégénérescence maligne peut passer inaperçu. Il est évident qu'actuellement, où toutes les pièces provenant des opérations des grands hôpitaux sont examinées soigneusement macroscopiquement et microscopiquement, le nombre des dégénérescences malignes ira rapidement en augmentant.

Malgré toutes nos recherches, nous n'avons pas trouvé, dans la littérature médicale, un seul cas de dégénérescence maligne d'un kyste dermoïde siégeant dans une autre région que l'ovaire.

Comment expliquer ce fait bizarre, cette disposition particulière des kystes dermoïdes de l'ovaire à subir la dégénérescence maligne ?

Nous avons vu plus haut « que les tissus sont d'autant plus disposés à devenir le point de départ de tumeurs malignes, qu'ils sont normalement le siège de proliférations physiologiques de remplacement plus intimes » Mais cette loi de pathologie générale ne peut s'appliquer qu'aux kystes dermoïdes de l'ovaire.

Ceux-ci, soumis constamment à des congestions sanguines,comme l'ovaire lui-même, que ces congestions
soient d'origine menstruelle ou puerpérale, ou
qu'elles soient inflammatoires, acquièrent, le plus souvent, un volume assez considérable, atteignent les dimensions moyennes d'un œuf d'autruche ; ils sont
réellement le siège de proliférations physiologiques
actives, d'un renouvellement cellulaire rapide et, par
suite, leurs tissus sont tout prêts à subir une monstruosité du développement cellulaire. Les kystes dermoïdes des autres régions, quel que soit leur siège,
sont en général de petit volume, ne dépassant guère
celui d'une amande, d'une noix ; ils vivent d'une vie
très ralentie et les remplacements cellulaires dont ils
sont le siège sont peu fréquents, peu actifs et ne
les disposent en aucune façon à subir la dégénérescence maligne.

CHAPITRE II

Anatomie et physiologie pathologique des kystes dermoïdes dégénérés.

Quand on constate sur la paroi d'un kyste dermoïde un ou plusieurs bourgeons cancéreux, doit-on admettre que ce kyste dermoïde a subi une dégénérescence maligne, comme le revêtement cutané est capable d'en subir, ou bien n'y a-t-il là qu'une transformation de la tumeur bénigne en tumeur maligne par le simple fait de son évolution ?

« La tumeur maligne secondaire est, en pareil cas, une tumeur à tissu unique. C'est surtout par l'étude des foyers de généralisation que l'on peut se convaincre de cette donnée ; seuls ils permettent d'observer la tumeur maligne tardive sans le mélanges des tissus préexistants de la tumeur bénigne primitive ; les foyers de généralisation ont montré un épithélioma corné simple dans les cas de kystes dermoïdes. Si la malignité tardive de ces tumeurs à tissus multiples, était le fait plus ou moins direct de la cause

première de leur apparition, elle porterait son action
sur tous les éléments dérivés de la cellule nodale
initiale, dès lors cette tumeur maligne, ainsi que ces
foyers de généralisation répondraient au type des
tumeurs malignes à tissus multiples, telles qu'elles
existent chez les fœtus, ou chez les enfants nouveau-
nés. Puisqu'il n'en est pas ainsi, puisque la tumeur
maligne est, elle-même, constituée par un tissu unique,
il est légitime de conclure que la tumeur bénigne à
tissus multiples a simplement joué le rôle d'un
organe anormal, que le second néoplasme n'est pas,
à proprement parler, la transformation du premier,
mais qu'il est en quelque sorte une tumeur d'une
tumeur. »

L'étude anatomo-pathologique de cette dégénérescence maligne diffère suivant que l'on a affaire à une
dégénérescence épithéliomateuse ou sarcomateuse.

L'étude de la dégénérescence épithéliomateuse
peut elle-même se subdiviser en trois paragraphes
correspondant aux trois stades de son évolution vers
la généralisation, la cachexie et la mort.

Dans le premier stade, la tumeur née de l'épithélium de Malpighi s'étend vers les couches les plus
superficielles du kyste, c'est-à-dire les plus internes,
en y formant un bourgeon cancéreux semblable aux
cancroïdes du revêtement cutané ; ce bourgeon se
développe avec beaucoup moins de facilité vers les
parties extérieures du kyste où la coque fibreuse lui
oppose une barrière résistante pendant un certain
temps. Mais il arrive un moment où les cellules cancéreuses arrivent néanmoins à s'infiltrer et à produire,

dans la paroi du kyste, des noyaux qui traversent la coque fibreuse et viennent former, sur la paroi externe du kyste, des végétations cancéreuses. C'est là le deuxième stade.

Le troisième stade est celui de la généralisation de la tumeur. Le cancroïde, greffé sur un kyste dermoïde, suit les lois qui régissent le cancroïde cutané : tandis que le cancer infecte à distance des organes viscéraux n'ayant aucun lien anatomique avec son point de départ, le cancroïde, lui, reste localisé aux voies lymphatiques et aux tissus en rapport direct avec l'organe primitivement envahi.

« Le transport par les vaisseaux et l'infection à distance ne jouent ici qu'un rôle très secondaire ; l'infection se fait par greffe, par une véritable inoculation de l'individu ; le bourgeon qui fait saillie à la face externe va greffer l'épithélioma sur le point du péritoine qui sera à son contact, le péritoine pariétal, l'intestin quelquefois » (Pilliet). L'infection est donc toute locale et se fait uniquement par une action de contact, le bourgeon cancéreux abandonne quelques-unes de ses cellules aux points de frottement et des noyaux secondaires naissent sur l'épiploon, le péritoine, l'intestin, parfois l'utérus. L'infection à distance par la voie lymphatique ou sanguine, comme dans l'observation de Babinsky, où il existait des noyaux secondaires dans l'épiploon, l'ovaire, le foie, la rate et le poumon, est tout à fait exceptionnelle.

La dégénerescence maligne d'un kyste de l'ovaire ayant donné lieu à des tumeurs généralisées est toujours une trouvaille d'autopsie , chez une malade pré-

sentant de nombreux foyers cancéreux, il est difficile
de trouver le point de départ, ce n'est qu'à l'autopsie
et par la découverte dans ces foyers secondaires
d'épithéliomas pavimenteux, alors que tous les points
de notre organisme recouverts d'épithéliums sont
sains, qu'on est conduit à considérer le kyste dermoïde comme point de départ de ces épithéliomas
pavimenteux.

Le sarcome, lui, prend naissance dans les éléments
conjonctifs constituant le derme et la coque du kyste
dermoïde ; tandis que le bourgeon cancroïdal a, au
début de son existence, des tendances à se porter
surtout vers l'intérieur du kyste, les noyaux sarcomateux, évoluant de préférence dans le tissu conjonctif, traversent rapidement la cloison fibreuse et viennent coiffer le kyste dermoïde qui leur a donné
naissance. Arrivé à ce stade de son évolution, la
tumeur sarcomateuse, tout comme la tumeur épithéliale, peut donner lieu, soit à des généralisations
locales par continuité, soit aller infecter tout l'organisme, comme dans le cas d'Unverricht.

Il ne faut pas confondre les foyers de généralisation
maligne avec un certain nombre de cas de généralisation bénigne des kystes dermoïdes sur lesquels le
professeur Bard, a le premier, attiré l'attention. Tandis que le tissu cancéreux constituant ces foyers de
généralisation maligne ne possède qu'une seule
espèce de cellules identiques à celles qui constituent
le bourgeon primitif greffé sur le dermoïde, les foyers
de généralisation des kystes dermoïdes simples sont
constitués par des tissus multiples et présentent la

même complexité que la tumeur primitive (épiderme, derme, poils, acini). Ces foyers ne sont pas les fils de la tumeur ovarienne. Il ne faut pas voir là un phénomène de généralisation, ce n'est pas le kyste primitif qui s'est rompu ou fissuré semant dans toute la cavité abdominale de nombreux kystes dermoïdes, car il est des cas de généralisation de kystes dermoïdes où, à l'autopsie, le kyste de l'ovaire était absolument intact et présentait une paroi sans défauts.

« La cellule initiale, dit Bard, provient d'une cellule nodale unique qui se multiplie sur place avant de se dédoubler ; il peut arriver que les cellules provenant de cette multiplication soient entraînées, séparées en amas plus ou moins nombreux par le développement naturel des îlots dans lesquels ils sont contenus. Presque toujours, les organes symétriques de l'adulte proviennent de la division d'un foyer primitif unique : tels les ovaires développés chacun au niveau d'une éminence sexuelle, tandis que les éminences sexuelles proviennent toutes deux de l'éminence génitale unique et médiane. »

Si donc, en même temps qu'un kyste dermoïde de l'ovaire, on trouve de nombreux kystes de même nature sur le péritoine, l'épiploon, l'autre ovaire, ou greffés sur les organes de l'abdomen, il faut attribuer à tous la même origine. Tous ces kystes sont les contemporains, les frères du kyste dermoïde principal. Tous ils proviennent d'une même cellule nodale unique, mais ces diverses colonies se sont trouvées séparée par la croissance des organes ou des tissus sur lesquels ils étaient implantés et leur multiplicité n'enlève rien à leur nature bénigne.

Nous avons vu, au début de ce travail, que les kystes dermoïdes de l'ovaire sont des kystes complexes, composés de tissus dermiques, épidermiques et, de plus, possédant des îlots de tissu cartilagineux, musculaire, osseux ou nerveux.

Il est évident que, théoriquement, l'un ou l'autre de ces tissus pourrait subir une dégénérescence maligne, mais, en réalité, les tissus épidermiques ou dermiques seuls subissent cette dégénérescence et nous présentent de l'épithélioma et du sarcome. Ces deux tissus seuls dégénèrent, parce que ce sont les seuls tissus ayant réellement de la vitalité, les autres tissus ne sont qu'accessoires, associés au tissu fondamental du kyste, et on sait, par la pathologie générale, que ce sont les tissus ayant de la vitalité qui subissent généralement ces monstruosités du développement cellulaire constituant les tumeurs. Les tissus atrophiés, comme les organes atrophiés sont le siège d'une vie ralentie peu propre à engendrer le cancer.

Nous avons pu recueillir 24 observations de dégénérescence maligne de kyste dermoïde, dans dix cas ; l'examen microscopique permit de reconnaître qu'il s'agissait d'épithélioma pavimenteux à évolution corné dont le point de départ était les cellules du corps de Malpighi. Dans une observation, celle de Souligoux, on trouva un épithélioma diffus avec évolution graisseuse des cellules, ce qui permet de se demander si le point de départ n'était pas une glande sébacée.

Dans trois cas il s'agissait de sarcome dont le point de départ était le tissu conjonctif dermique du kyste.

Dans trois autres cas, la tumeur se révéla comme étant un endothélio-sarcome.

Dans le reste des observations, les auteurs qui les rapportent les rangent sous la rubrique de cancer ou de carcinome, sans indiquer la variété à laquelle on a affaire.

Toutes les observations que nous rapportons ne comprennent que des cas de dégénérescence maligne primitive de kystes dermoïdes. Il peut arriver que les restes de l'ovaire, qu'un kyste mucoïde accolé au kyste dermoïde subissent une dégénérescence cancéreuse qui, un jour ou l'autre, envahira les parois de ce kyste dermoïde. Mais, rapporter ces cas ce serait faire l'histoire, déjà faite, des dégénérescences malignes de l'ovaire ou des kystes mucoïdes, l'envahissement du kyste dermoïde n'étant qu'accessoire. Dans tous ces cas il est facile, par l'examen microscopique, de reconnaître le point de départ de la tumeur ; le kyste dermoïde, seul, étant capable de donner naissance à de l'épithélioma pavimenteux, si la tumeur maligne présente ces caractères, on peut affirmer que c'est le kyste dermoïde qui doit être incriminé. Par contre, quand, dans une ovariotomie, ou une autopsie, on constate une tumeur composée à la fois d'un kyste dermoïde, d'un kyste mucoïde et d'un tissu sarcomateux, comme dans l'observation de Reclus, ce n'est que par la situation des noyaux sarcomateux que l'on peut dire, sans pouvoir l'affirmer, quel est celui de ces kystes qui a été le point de départ de la tumeur, puisque tous deux sont capables d'engendrer du sarcome.

Il est une variété de tumeur fort intéressante que nous avons voulu ajouter à ces cas de dégénérescence maligne primitive : ce sont des tumeurs intermédiaires, au point de vue histologique, entre l'épithélioma et le sarcome, qu'Eckardt et Pomorsky ont appelées endothéliomes, pour indiquer nettement leur provenance de l'endothélium, soit des fentes ou des capillaires lymphatiques, soit des vaisseaux sanguins. Dans les trois cas que nous rapportons, les parois des kystes dermoïdes étaient infiltrées par ces cellules endothéliales, et le microscope permettait de reconnaître que le point de départ du néoplasme était les vaisseaux sanguins ou lymphatiques nourriciers du kyste dermoïde. Les vaisseaux faisant partie intégrante de la tumeur, il nous a paru logique de rapporter ces cas à côté des précédents.

CHAPITRE III

Pronostic.

Le pronostic que l'on doit faire après l'extirpation d'un kyste dermoïde ayant subi une dégénérescence cancéreuse varie, bien entendu, avec le degré de l'évolution dans lequel l'opération surprend cette tumeur et avec la variété à laquelle on a affaire.

1º *Epithéliomas.* — Quand le kyste dermoïde enlevé en est encore à la première période, c'est-à-dire quand il présente un bourgeon végétant cancéreux, évoluant sur sa partie interne, et même des noyaux secondaires dans la paroi, mais non arrivés encore au contact de la séreuse péritonéale, séparés d'elle par cette coque fibreuse que nous avons signalée, il est évident que le pronostic n'est pas très grave, bien que nous ayions affaire à une tumeur maligne. Le pronostic est relativement bénin, parce que nous avons affaire à une tumeur encapsulée, bien séparée du reste de l'organisme. De plus l'exiguité du pédicule serait un gage de bénignité. En enlevant tout le kyste, on enlève tout le mal et le malade a les plus grandes chances de ne jamais présenter de récidives.

Au second degré, et c'est le plus fréquent, outre le bourgeon cancéreux faisant saillie à la partie interne du kyste, il existe, à la partie externe, des végétations cancéreuses, mais sans adhérences, sans foyers de généralisation apparents du côté du péritoine (Observation de M. Poncet) et l'on peut espérer encore que l'opération amènera une guérison définitive. Il est curieux, en effet, de constater, dans cette observation, que le péritoine non seulement ne possédait pas de généralisation, mais ne présentait aucune réaction au niveau de ces végétations extérieures, ni adhérences, ni épanchement ascitique. Mais il est évident que le pronostic est moins bon qu'à la première période, car il est possible, que malgré l'aspect normal du péritoine, quelques cellules cancéreuses se soient détachées et puissent, à un moment donné, être la source d'une récidive.

Bien entendu, si, au cours de l'opération, on trouve de nombreux noyaux secondaires, soit sur l'épiploon, soit sur l'intestin, soit sur le péritoine, l'opération est forcément incomplète et le pronostic est fatal à brève échéance.

II. *Sarcome*. — Tout ce que nous avons dit du pronostic de l'épithélioma est encore vrai pour le sarcome, avec cette seule différence que le sarcome est presque d'emblée extérieur au kyste et le coiffe de ses bourgeons. Le pronostic dépend de la constatation ou de l'absence de noyaux secondaires dans la cavité abdominale.

III. *Sarco-endothéliome*. — Ces tumeurs seraient d'une grande malignité ; leur développement est rapide, la cachexie survient hâtivement et la récidive est fréquente.

On voit donc quelle importance peut avoir, en clinique, l'examen méthodique, macroscopique et microscopique, de tous les kystes dermoïdes extirpés au cours des laparotomies. De cet examen dépend le pronostic ultérieur. Quand on a affaire à un kyste dermoïde en cours d'évolution et resté normal, c'est la guérison définitive que donne l'opération. Si le kyste, devenu cancéreux, est exempt de végétations à sa partie externe, le pronostic est presque aussi rassurant, étant donné la façon dont se fait la généralisation.

Mais quand on trouve des végétations à la partie externe, alors même que le péritoine ne paraît pas avoir subi encore aucune altération, on est obligé déjà de porter un pronostic plus réservé.

CHAPITRE IV

Données cliniques.

L'étude de la dégénérescence maligne des kystes dermoïdes doit-elle donner seulement à la clinique le moyen de faire un pronostic, et ces cas doivent-ils rester des trouvailles d'opération ou d'autopsie sans qu'il soit jamais possible de les diagnostiquer ? C'est ce que nous allons voir, en étudiant les allures cliniques et les symptômes que nous donne un kyste dermoïde dégénéré. Nous excluons évidemment de cette étude les cas où le kyste a infecté tout l'organisme, et envoyé des noyaux de généralisaiion un peu partout. Il est inutile et impossible de diagnostiquer quelle est celle de ces tumeurs qui est le point de départ de la généralisatlon.

Si nous consultons les observations complètes que nous avons pu recueillir, nous voyons que les symptômes présentés par la malade ont permis tantôt de faire le diagnostic de kyste de l'ovaire, tantôt, quand l'amaigrissement et la cachexie étaient prononcés celui de carcinome de l'ovaire et dans quelques cas, rares, celui de kyste de l'ovaire dégénéré.

Nous voulons chercher ici dans quels cas le diagnostic exact est possible, s'il est faisable quand le kyste dégénéré en est encore à la première période de son évolution, et enfin s'il est utile de le faire. Mais nous devons, tout d'abord nous demander s'il est possible de faire le diagnostic différentiel entre un kyste dermoïde et un kyste mucoïde. Il a fait l'objet de nombreuses études et est actuellement possible dans la plupart des cas.

Les kystes dermoïdes se distinguent des kystes mucoïdes, d'abord par leur volume qui est, en général, celui du poing ou celui d'un œuf d'autruche, tandis que celui des kystes mucoïdes est, en général, très grand. Il n'y là, d'ailleurs, rien d'absolu. L'évolution des kystes dermoïdes est particulièrement longue et insidieuse; il reste longtemps inaperçu sans causer aucune gêne, aucun phénomène morbide; le plus souvent il sommeille jusqu'au moment de la puberté pour se développer alors, parce que l'ovaire se développe et est le siège d'une nutrition plus active; il est alors reconnu, parce que son développement amène de la douleur.

Les kystes mucoïdes ne nous présentent, la plupart du temps, que des troubles de compression, soit nerveux avec des douleurs lombaires ou abdominales, soit vasculaires avec des hémorrhagies et des œdèmes, soit viscéraux avec de la constipation, de l'occlusion intestinale, des troubles respiratoires.

Les kystes dermoïdes, eux, sont douloureux dans la

plupart des cas et les douleurs qu'ils provoquent sont bien spéciales. Pour M. Laroyenne, l'acuité et la surperficialité de la douleur seraient absolument pathognonomiques. Ces douleurs, dès le début atroces et violentes, s'irradient dans les aines et les flancs. La plus légère pression au niveau de la tumeur détermine une sensation excessivement pénible, analogue à celle qu'on rencontre dans la coxalgie hystérique ; si on pince les téguments surperficiels, on produit une douleur extrême, c'est une véritable hyperesthésie ayant son point de départ non pas dans la tumeur mais dans le revêtement cutané.

Tandis que les kystes mucoïdes sont le siège d'une fluctuation assez nette, les kystes dermoïdes ne possèdent qu'une fluctuation partielle, donnent la sensation de rénitence. Certaines parties sont nettement fluctuantes, d'autres, au contraire, donnent la sensation de parties solides qui correspondent aux points les plus épais du kyste.

D'après certains auteurs, quelques kystes dermoïdes donneraient, en les comprimant, une sensation spéciale connue sous le nom de « cri de neige » et qui serait due au frottement, les uns sur les autres, des cheveux contenus dans leur intérieur.

D'une façon générale, ce qui permet de faire le diagnostic de kyste dermoïde, ce n'est pas la constatation d'un des symptômes précédents, mais leur coexistence. Il existerait un trépied de symptômes, dont la réunion permet d'affirmer la nature dermoïde du kyste, ce serait leur petit volume, leur évolution lente, les douleurs particulières dont ils sont le siège.

Si on étudie les observations complètes que nous avons pu recueillir, on remarque ce fait, c'est qu'à partir du moment où ces kystes dégénèrent, ils subissent une augmentation rapide de volume, contrastant avec la lenteur antérieure de leur évolution, en en même temps qu'apparaissent des douleurs irradiées violentes et, en particulier, dans la cuisse correspondant à l'ovaire qui possède un kyste dermoïde.

Ces douleurs, irradiées, violentes, sont dues à la compression brusque produite par la rapide augmentation de volume. Nous retrouvons ces douleurs dans la cuisse droite, dans six de nos observations qui sont très explicites à ce sujet. La malade souffre de son kyste depuis un certain temps, parfois depuis plusieurs années, mais ses douleurs sont supportables ; puis il arrive un moment, correspondant à la dégénérescence, où les douleurs changent de caractère, deviennent violentes et irradiées.

Mais nous ne croyons pas qu'il y ait là un élément suffisant de diagnostic, car cette augmentation rapide de volume, avec apparition de douleurs irradiées, peut être due à ce que le kyste, qui avait sommeillé jusque-là, s'est réveillé à un moment donné, pour subir une évolution plus active. Ces deux signes doivent faire songer à la dégénérescence maligne, sans permettre de l'affirmer, d'autant plus qu'il est bien des cas où la malade ne s'aperçoit de son kyste et n'en souffre qu'à partir du moment où celui-ci dégénère.

Il est évident que l'âge de la malade est une indication dont il faut tenir compte, comme dans tous les cas de tumeurs, mais, là non plus, il n'y a rien d'absolu, car, dans plusieurs de nos observations, l'âge des malades était 21, 26, 28 et 30 ans.

L'ascite n'est signalée que dans deux de nos observations ; elle est donc l'exception et on ne peut compter sur ce signe pour affirmer la malignité de la tumeur.

Quant à l'état général, il n'est touché que quand la tumeur maligne a dépassé les limites du kyste dermoïde et envahi les organes du bassin A ce moment, on voit apparaître tout le cortège de la généralisation, perte d'appétit, amaigrissement, cachexie. Mais, dans les cas où la tumeur est limitée à une portion des parois du kyste, où il serait utile de faire un diagnostic précoce qui permettrait, par une intervention radicale de sauver la malade, l'état général reste excellent et ne fournit aucun renseignement.

D'ailleurs, bien qu'en clinique on doive toujours faire le diagnostic d'une façon aussi précise que possible, il n'est pas nécessaire, croyons-nous, de rechercher des signes permettant de déceler, à son début, la dégénérescence maligne d'un kyste dermoïde. Le diagnostic de celui-ci suffit à commander le traitement. Sitôt qu'un kyste dermoïde est diagnostiqué, on doit l'opérer à cause des douleurs qu'il provoque, à cause des troubles de compression, vasculaires, nerveux, viscéraux qu'il peut amener, mais aussi, et surtout, à cause des accidents dont il peut être le siège ; le kyste dermoïde est exposé à l'inflammation, à la suppuration, à une hémorrhagie à son intérieur. Il peut se rompre et répandre dans la cavité péritonéale son contenu essentiellement irritant, quand, de plus, il n'est pas septique. Les kystes dermoïdes sont spécialement disposés à subir une torsion de leur pédicule à cause de leur poids, torsion qui amène toujours les plus graves accidents du côté de la cavité péritonéale. Enfin, les kystes dermoïdes de l'ovaire sont exposés à subir une dégénérescence maligne.

Pour toutes ces raisons, de même qu'actuellement on enlève toutes les tumeurs bénignes du sein pour les seules raisons qu'elles sont douloureuses et qu'elles peuvent subir une dégénérescence maligne, on doit extirper un kyste dermoïde sitôt qu'il est reconnu. L'opération est d'autant plus facile qu'elle est faite plus tôt, avant que le kyste ne soit fixé par de nombreuses et solides adhérences.

Les kystes mucoïdes de l'ovaire sont exposés à tous les accidents que nous avons relatés plus haut, y compris la dégénérescence maligne ; bien mieux, pour ces derniers, alors même qu'ils ne sont le siège d'aucune complication, la mort à plus ou moins longue échéance doit être considérée comme la règle, par le seul fait de leur développement et des troubles de tous genres que ce développement entraîne. La règle, c'est que le cysto-épithéliome tue en deux ans. Tout le monde est d'accord aujourd'hui pour enlever les kystes mucoïdes, sitôt qu'ils sont diagnostiqués ; il en doit en être de même des kystes dermoïdes que l'on ne doit pas laisser évoluer sous prétexte que ce sont des tumeurs bénignes. Ce sont des tumeurs bénignes qui exposent la malade qui en est porteur à des accidents mortels.

Aussi, si, en clinique, on doit toujours faire un diagnostic aussi précis que possible, la précision du diagnostic commandant le mode d'intervention, ce n'est pas être trop radical, à l'heure actuelle où l'ovariotomie est devenue une opération courante et bénigne entre les mains des chirurgiens expérimentés, que de dire avec Lawson-Tait : « Toute tumeur de l'ovaire doit être enlevée sitôt qu'elle est reconnue », quelle que soit sa nature, à moins que l'on n'observe des signes de généralisation locale ou générale, rendant une opération complète impossible, partant, inutile et nuisible.

OBSERVATION I

Recueillie dans le service de M. le professeur Poncet.

EPITHÉLIOMA PAVIMENTEUX GREFFÉ SUR UN KYSTE DERMOIDE.

C..., Marie, 53 ans, entre à la clinique chirurgicale de M. le professeur Poncet, le 1er juin 1896 pour y être opérée d'une tumeur. Quoique d'un aspect un peu sénile elle est pourtant encore vigoureuse et n'accuse dans ses antécédents aucune affection sérieuse avant celle qui l'amène à l'hôpital.

Mariée, elle a eu une seule grossesse normale, terminée par un accouchement des plus simples : fils vivant et en bonne santé. Il y a trois ans la ménopause s'est produite sans incident, sans que l'écoulement sanguin ait présenté des caractères spéciaux d'abondance ou d'altération pendant les mois qui précédèrent la suppression des règles.

Il y a quatre ans la malade commença à ressentir de la pesanteur dans la fosse iliaque gauche, sans tumeur appréciable et sans aucun trouble du côté de l'intestin ou des organes génitaux urinaires. Jusqu'en décembre dernier ces phénomènes persistèrent sans modification notable, avec des intervalles d'accalmie absolument irréguliers ; c'est à cette époque que la malade s'aperçut de la présence d'une grosseur dans la fosse iliaque gauche; progressivement, depuis, les dimensions de l'abdomen allèrent en s'accroissant, en même temps que le ventre devenait plus lourd, plus douloureux spontanément à la palpation. Depuis un mois constipation opiniâtre.

A l'examen l'abdomen se présente saillant, comme dans une grossesse à six mois ; une tumeur à contours arrondis, remontant jusqu'à l'ombilic, occupe la région médiane sous-ombilicale ; elle est peu étalée dans les flancs. La surface en est assez lisse. Pourtant on perçoit, à travers les téguments, une ou deux nodosités en saillie sur la face antérieure. De consistance rénitente, elle ne donne néanmoins pas la sensation de fluctuation vraie. Matité à la percussion de la tumeur ; tout le reste de l'abdomen est sonore.

Au toucher l'utérus est trouvé à la hauteur normale ; col sain, peu scléreux ; cul-de-sac postérieur occupé par une masse peu en saillie, peu résistante, mobilisée avec la tumeur dont les déplacements sont eux-mêmes transmis à l'utérus.

Rien de particulier au toucher rectal. L'hyséromètre ne peut être introduit jusqu'au fond de la cavité à cause d'une anteflexion qui ne détermine pourtant aucun trouble vésical.

Le diagnostic posé est celui de tumeur kystique de l'ovaire; probablement kyste dermoïde à cause des douleurs accusées par la malade.

Le 4 juin, laparotomie dans la position de Trendelenburg. Opération par M. le professeur Poncet.

On arrive sur une tumeur intra-péritonéale, adhérente par une surface de 1 à 2 centimètres carrés avec le péritoine pariétal antérieur. Pas de fluctuation nette par le palper de la

masse mise à nu. Aussi M. le professeur Poncet préfère trai-
ter cette tumeur comme un néoplasme solide, sans ponction
avant la luxation au dehors. L'incision ayant été un peu
agrandie, la tumeur est luxée partiellement et se présente
alors avec un pédicule étroit dépendant du ligament large
gauche, tout contre la corne utérine gauche.

Pince sur le pédicule. Section.

La tumeur tient encore par sa face postérieure à l'S iliaque.
Heureusement ce sont des adhérences lâches en connexion
avec les appendices graisseux du gros intestin ; le dégagement
en est facile.

Dans le pédicule ont été prises d'autres adhérences intestinales ; on ne fait donc pas de ligature en masse, mais, après
fixation du pédicule libéré, tous les vaisseaux qui donnent
sont liés isolément. Hémostase facile Toilette du péritoine
pelvien à la gaze iodoformée ; pas d'autre noyau visible.

Suture de la paroi à un seul plan.

Les suites de l'opération ont été des plus simples ; un seul
pansement au douzième jour, pour retirer les fils. La malade
se lève le vingtième jour et quitte l'hôpital le 27 juin.

Examen macroscopique de la tumeur.— La masse est développée aux dépens de l'ovaire gauche, dont on ne voit pas
d'autre vestige, tandis qu'on trouve accolée à elle l'extrémité
évasée de la trompe et une partie du ligament large.

Dimensions d'une tête d'enfant ; contours arrondis ; consistance telle qu'on ne peut affirmer la fluctuation. Parois de
couleur gris rosé avec peu de vaisseaux. On trouve, à la face
extérieure, quelques bosselures et de petites végétations de
nature probablement épithéliale.

A l'incision, jaillit une grande quantité de liquide qui
devait être sous forte tension, car, immédiatement après son
issue, les parois de la poche se rétractent assez fortement. Ce
liquide à une couleur café au lait, contient en suspension un
grand nombre de grumeaux blancs ou bruns ; sa consistance
est crémeuse, mais il ne se coagule pas dans le vase laissé à la

température ambiante. Quantité 1.200 centimètres cubes. Densité : 1.025.

La poche est uniloculaire; et après l'issue du liquide, on a entre les mains une paroi épaisse de 2 à 3 millimètres, sauf un point notablement épais et sur la description duquel nous reviendrons. Presque partout, la paroi est lisse et ressemble à celle d'une séreuse épaissie; elle est recouverte, en plusieurs endroits, par des dépôts plus ou moins adhérents et qui s'enlèvent par le grattage, véritables écailles, les unes nacrées, les autres brun mat.

Dans le point épaissi, la structure est tout autre: si l'on enléve les dépôts qui se trouvent à ce niveau, on tombe sur une surface tomenteuse, dure, de 5 à 6 centimètres de dlamètre et qui a une consistance fibreuse; c'est dans la région correspondant à cette altération de la paroi interne que l'on trouve aussi, sur la paroi externe, des productions exubérantes d'aspect néoplasique. En pratiquant, dans tout ce tissu, des coupes au bistouri, on reconnaît qu'il s'agit bien certainement d'une dégénérescence épithéliomateuse.

Donc on doit être en présence d'une vieille poche de kyste dermoïde ayant subi une dégénérescence épithéliomateuse partielle et récente, peut être aussi d'une inflammation d'origine microbienne. La nature dermoïde de la tumeur est affirmée par la découverte dans le liquide d'une dizaine de poils blonds de 5 centimètres de longueur. Quant à l'inflammation microbienne elle sera vérifiée par les cultures, l'examen microscopique direct au Gram n'ayant pas permis de déceler de micro-organismes.

Examen histologique. — Les coupes ont porté sur deux séries de fragments: série A, fragments de la paroi la plus mince sans bourgeons apparents ; série B : fragments pris dans la portion épaisse bourgeonnante et d'apparence épithéliamenteuse de la paroi.

Série A. — Les coupes ont toutes un aspect à peu près identique avec des détails de structure simples. Sur presque

toutes, pourtant, le revêtement épidermoïde interne a disparu
complètement, soit par suite d'une faute de technique soit par
inflammation ancienne. De sorte que la paroi kystique est
alors réduite à des stratifications conjonctives beaucoup plus
denses et moins vasculaires du côté du bord interne, plus
lâches et sillonnées de nombreux vaisseaux au voisinage de
la limite externe.

Là, en outre, les faisceaux conjonctifs sont infiltrés et
dissociés par une quantité de cellules jeunes, à gros noyau
fortement coloré, dont les dimensions se rapprochent davan-
tage de celles des leucocytes que des cellules épithéliales
néoplasiques que nous décrirons tout à l'heure. Pourtant
comme les vaisseaux, à ce niveau, ne présentent pas d'altéra-
tions inflammatoires, on est en droit de se demander s'il
s'agit là de simples globules blancs en diapédèse, ou, au
contraire, d'un début d'envahissement cancéreux.

Série B. — Ici les coupes diffèrent plus entre elles ; pourtant on peut les ramener toutes au type suivant, demi-sché-
matique.

A un faible grossissement, la paroi dégénérée se présente
(obj. I et obj. III Richert) avec un stroma conjonctif lâche,
coloré en rose par le picro-carmin, constitué par des faisceaux
grêles et très ondulés piqués d'une grande quantité de cellules d'aspect divers, les unes en amas autour des vaisseaux
embryonnaires, les autres coulées entre les faisceaux et
suivant leur disposition. De ces cellules, les unes plus petites
sont évidemment des globules blancs ; les autres, au conlraire,
ont les caractères généraux des éléments épithéliaux constituant les amas disséminés dans ce stroma.

Ces amas épithéliaux revêtent les formes les plus diverses.
Par place, ils ont la disposition pseudo-acineuse du carcinome
alvéolaire typique ; ailleurs ils se prolongent en traînées
effilochées qui se perdent peu à peu, sans apparence de limi-
tation dans le stroma. Tout à fait denses ou, au contraire, uni
ou pluri-stratifiés avec des lacunes entre leurs éléments, ils

demandent, pour l'étude de leurs détails internes, à être examinés à un plus fort grossissement.

A la périphérie, ils se terminent par coupure brusque sans
donner de revêtement épithélial continu

A un fort grossissement (obj. VI Reichert), on constate
dans la structure des cellules des amas des différences sensibles ;
pourtant elles ont toutes entre elles ce point commun qu'elles
ne présentent pas de pointes de Schultze, et qu'elles n'arrivent
pas à former des globes cornés à écailles bulbeuses absolument typiques.

Dans les amas denses, pseudo-acineux, les cellules jeunes,
à très gros noyau rouge vif, ont un protoplasma granuleux
et rosé et sont accolées les unes aux autres sans ordonnance
spéciale, prenant, par pression réciproque, des contours poly-
gonaux ; çà et là, au milieu d'un amas, apparaît un élément
beaucoup plus volumineux à noyau granuleux en voie de
fragmentation et à protoplasma plus clair.

Ailleurs les cellules épithéliales sont disposées en une ou
plusieurs rangées, comme au hasard, mais avec une quantité
plus considérable de gros éléments à noyau fragmenté, à
protoplasma plus réfringent semé de ces corpuscules
rouge vif brillant que Rüssel avait appelés corpuscules à
fuschine et qu'il considérait, à tort, comme un stade du développement des sporozoaires parasites du cancer. Entre ces
cellules apparaît déjà une substance amorphe, jaune orangé
ou jaune franc avec les réactions de la substance cornée vis-
à-vis du picro-carmin.

Ailleurs, enfin, substance cornée et gros éléments plus ou
moins altérés constituent la masse et se poursuivent plus
ou moins loin dans le stroma.

Ce stroma, peu vasculaire, présente de nombreux éléments
cellulaires : les uns, rouge vif, petits, surtout autour des
vaisseaux et qui sont des leucocytes ; d'autres colorés en
rouge brun, allongés avec un noyau étiré lui-même suivant
leur grand axe, doivent représenter les éléments musculaires
normaux du tissu ovarien, mais, la plupart sont des cellules

épithéliales semblables à celles des amas et témoignent de l'infection à distance.

D'après ces détails il est évident qu'on se trouve en présence d'un épithélioma pavimenteux stratifié, développé sur une paroi de kyste dermoïde ; l'absence de pointes de Schultze que l'on a constatée, d'ailleurs, dans d'autres cancers d'origine ectodermique, tels que le carcinome des glandes de Meibonius), est due probablement à ce que les cellules du type épidermique ont commencé à édifier la tumeur alors qu'elles se trouvaient à un stade fort peu avancé, de leur développement. Enfin s'il n'y a pas de globes cornés bulbeux, du moins les productions cornées d'aspect divers, telles qu'on les rencontre si souvent dans les cancroïdes, témoignent assez ici de l'origine des cellules.

OBSERVATION II

Souligoux. — Bulletin de la Société anatomique, 1892.

ÉPITHÉLIOMA DIFFUS AVEC ÉVOLUTION GRAISSEUSE DES CELLULES,
GREFFÉ SUR UN KYSTE DERMOÏDE.

La nommée Bracq, âgée de 28 ans, réglée à 14 ans, Mariée à 18 ans, a toujours été bien réglée. De trois enfants, deux sont morts. Son dernier accouchement date d'il y a quatre ans.

Il y a six mois, avortement de deux mois environ.

Les douleurs que cette femme éprouve, datent de sa deuxième grossesse, il y a sept ans. Son accouchement fut normal.

Trois ans après, nouvelle et dernière grossesse ; mais, quatre jours après ses couches, cette femme a eu de la fièvre, des douleurs vives et des vomissements ; elle est restée six semaines au lit. Au bout de deux mois, sa santé s'était complètement rétablie, elle ne souffrait plus et n'avait même pas de leucorrhée.

A la suite de l'avortement; il y a six mois, elle a eu un nouvel accès de fièvre, mais elle a pu néanmoins se lever au bout de cinq jours.

Depuis cette époque, elle a continuellement souffert non seulement dans l'abdomen, mais aussi dans la cuisse droite ; elle est ordinairement constipée.

L'apparence de santé de cette femme est excellente.

A l'examen, on constate l'absence de leucorrhée ; la lèvre inférieure du col est cependant légèrement ulcérée ; la cavité utérine mesure 9 centimètres

L'utérus est légèrement abaissé et porté en avant. On sent, en combinant le palper abdominal au toucher vaginal, une tumeur dure, bosselée, située dans le cul-de-sac postérieur.

Elle semble se continuer avec l'utérus et donne la sensation d'un utérus en rétroversion ; mais, en immobilisant l'utérus on constate leur indépendance absolue. Cette tumeur est extrêmement mobile. On fait la laparotomie et, dans le cul de sac postérieur, on trouve une tumeur, du volume d'un œuf d'autruche, enclavée dans le cul-de-sac de Douglas. Il est difficile de l'en extraire et on est obligé d'agrandir l'incision.

Du côté opposé, l'ovaire kystique est enlevé.

L'opération terminée, trois plans de suture ont été faits. L'on incise la tumeur et on voit qu'elle est constituée par une quantité de petites poches contenant un liquide huileux.

Dans une poche, la plus volumineuse de toutes, se trouve un amas sébacé considérable, blanc grisâtre, mélangé de poils nombreux à coloration blonde. Cette poche présente une papille assez volumineuse sur laquelle s'implantent des poils. Du côté périphérique de ce mamelon, on sent un noyau calcaire.

La guérison se fait sans incidents. Au septième jour, les points de suture sont enlevés.

Examen histologique. — La poche a été examinée par M. Pilliet, préparateur d'histologie à la Faculté. Il a étudié la papille et les parois des petits kystes. La papille est constituée par des amas extrêmement volumineux de glandes sébacées groupées par lobes, au nombre de 15 à 20, autour d'un poil follet minuscule.

Les lobes sont plongés au milieu d'un tissu fibreux, dense, doublé çà et là de lobules adipeux. L'épithélium est pavimenteux, stratifié, à couches cornées. Du côté phériphérique de la papille, au milieu des lobules adipeux se trouvent deux petits fragments de cartilage élastique entourés de tissu fibreux.

On trouve encore, développé dans le tissu fibreux, un petit morceau d'os sous forme de plaque. Cet os n'a que des caneaux de Havers peu développés et ne présente d'ostéoplastes qu'à son centre. Les cellules incluses dans ce tissu calcifié, ont les caractères des cellules périostiques.

En étudiant les cellules sébacées les plus volumineuses, on en trouve un certain nombre qui présentent leurs cellules pariétales groupées en forme de plaques à noyaux multiples.

Quant aux parois des petits kystes, elles sont formées d'un stroma conjonctif, au milieu duquel on rencontre des cellules adipeuses, des capillaires dont l'endothélium est composé de cellules cubiques comme chez l'embryon et la formation de cavités kystiques.

Le début de ces cavités kystiques est marqué par la séparation des fibres conjonctives, écartées par des cellules géantes qui ont le caractère des cellules à myéloplaxes que l'on rencontre dans les sarcomes osseux. A un degré plus avancé, ce sont de petites cavités remplies de substance mélycérique amorphe. Ces cavités sont également revêtues par ces mêmes cellules géantes, quelquefois aplaties, de façon à ne tapisser les parois que d'une mince couche de protoplasma, présentant çà et là des renflements correspondant aux amas de noyaux. Sur des cavités plus grandes, on voit le revêtement constitué par des cellules épithéliales polymorphes, volumineuses, à un seul noyau, entre lesquelles se trouve çà et là une cellule géante. Si l'on s'en tient à l'aspect de ces dernières cavités, on peut admettre que la tumeur représente un épithélioma polymorphe kystique, secrétant de la graisse, et, dans les points les plus jeunes, un épithélioma dont les cellules, en voie de division très active, ont conservé l'aspect de plaques à noyaux multiples.

En examinant les points les plus épais de la paroi, on tombe sur de grandes vacuoles tapissées par des éléments à plusieurs noyaux, ou à noyaux en voie de division. Ces éléments, en voie d'évolution graisseuse, recouvrent non seulement la paroi interne des cavités, mais aussi les saillies villeuses qui traversent celles-ci Le stroma est, en beaucoup de points, infiltré de cellules dispersées dans le tissu conjonctif. L'aspect, en ces points, est celui d'un véritable épithélioma diffus avec évolution graisseuse des cellules. La paroi se rapproche, en cet endroit, à mesure qu'on se rapproche de la périphérie, de celle du stroma ovarien normal, et l'on distingue, très près de la surface, un grand nombre d'ovules petits, sans couche granuleuse bien développée. Sur une coupe, on trouve même un ovisac en voie de maturité, ayant en son centre l'ovule entouré par des cellules de la granuleuse. Ainsi donc, l'ovaire, si dégénéré en apparence, a conservé, en certains points, sa structure normale.

OBSERVATION III

BABINSKY. — *Société anatomique, mai 1883.*

ÉPITHÉLIOMA PAVIMENTEUX DU DUODÉNUM, DE L'ÉPIPLOON, DE L'OVAIRE, DU FOIE, DE LA RATE ET DU POUMON DROIT, AYANT POUR POINT DE DÉPART UN KYSTE DERMOÏDE DE L'OVAIRE.

Joséphine G..., âgée de 60 ans, entre à la Pitié au mois de septembre 1882 ; pas d'antécédents héréditaires.

Le début de la maladie pour laquelle elle entre à l'hôpital remonte à 3 mois ; a partir de cette époque, elle a commencé à maigrir, à perdre ses forces, à avoir de la dyspepsie ; elle a de fréquents vomissements alimentaires et, à plusieurs reprises, des vomissements de sang,

Voici ce que l'on constate à son entrée : La malade est très amaigrie et présente un teint jaune paille. La palpation de la rcgion épigastrique est douloureuse et l'on sent, à la partie droite de cette région, une masse irrégulière située derrière la paroi abdominale et mobile. La percussion de la région épigasrique dénote une notable augmentation du volume de l'estomac. En même temps, en pratiquant la palpation de l'abdomen, on trouve une autre masse bien plus volumineuse, grosse comme une tête de fœtus, distincte de la précédente, mobile et située immédiatement sous la paroi abdominale dans le flanc gauche.

L'examen des autres organes est négatif.

On suppose qu'il s'agit là d'un cancer primitif du pylore et d'un cancer secondaire de l'épiploon. La malade s'affaiblit de jour en jour, a des vomissements fréquents, quelques hématémèses. La cachexie s'accuse de plus en plus et, enfin, elle succombe sans que les symptômes locaux se soient modifiés d'une façon sensible.

Autopsie. — L'estomac est distendu, congestionné, mais ne présente pas de cancer au pylore et la masse que l'on avait sentie siège à un centimètre à peine du pylore, dans le duodénum, dont elle occupe la première portion. Cette masse entoure le duodenum dont la face muqueuse est irrégulière, ulcérée, fongueuse.

A la coupe, le tissu est grisâtre et donne du suc au raclage. Le reste de l'intestin est normal.

La tumeur que l'on avait sentie dans le flanc gauche occupe l'épiploon et adhère à l'intestin dont les parois, à ce niveau, ne sont pourtant pas envahies par le néoplasme.

Le foie présente, dans son intérieur, quelques noyaux cancéreux. Il en est de même de la rate. Les deux ovaires présentent chacun le volume d'un gros marron et sont transformés en cancer. L'ovaire gauche présente, en plus, une cavité kystique libre à droite, adhérente à gauche à la masse cancéreuse. Cette cavité est absolument lisse sur sa face interne. L'utérus, le vagin, la vulve, l'anus sont absolument sains. La cavité buccale et l'œsophage ne sont par altérés. Le cœur est normal. Le poumon droit présente à sa base quelques noyaux cancéreux.

L'examen histologique des tumeurs trouvées dans les divers organes montre que ces tumeurs sont constituées par de l'épithélioma pavimenteux lobulé. Les dentelures des cellules épithéliales se voient très nettement, comme dans le corps muqueux de Malpighi, et il n'y a pas de doute à avoir sur la nature de la tumeur.

L'évolution épidermique n'est pas absolument complète : en effet, les globes sont constitués par de grosses cellules contenant un noyau et non kératinisées ; les cellules qui entourent les globes ne contiennent pas d'éléïdine. On a donc affaire à un épithélioma pavimenteux lobulé muqueux.

L'examen du kyste ovarique montre qu'il est tapissé par de l'épithélium pavimenteux stratifié muqueux.

C'est là un fait bien étrange au premier abord ; en effet, aucun des organes dégénérés ne présente, à l'état normal, d'épithélium pavimenteux ; ce cas paraît sortir absolument de la règle. Comment interpréter cette anomalie ? Un des ovaires dégénérés présente, avons-nous dit, un kyste indépendant par un de ses côtés de la tumeur cancéreuse et se continuant avec elle par le côté opposé. Le kyste est absolument lisse sur sa partie interne et ne paraît pas, étant donné ces caractères, être le résultat de la dégénérescence kystique de la masse cancéreuse. Il est plus probable que ce kyste qui est tapissé par de l'épithélium pavimenteux, était un kyste dermoïde et que c'est aux dépens du revêtement épithélial de ce kyste que l'épithélioma de l'ovaire et, consécutivement, l'épithélioma des autres organes se sont développés. Le kyste dermoïde aurait donc subi une dégénérescence épithéliomateuse à la manière des revêtements épithéliaux, normaux, tels que l'épithélium des muqueuses et l'épiderme.

OBSERVATION IV

Cornil et Babinsky. — Société anatomique, 1883.

ÉPITHÉLIOMA PAVIMENTEUX DES OVAIRES ET DU CORPS DE
L'UTÉRUS.

Il s'agit d'une femme, qui pendant la vie, présentait les symptômes d'un kyste ovarique. Une ponction avait donné issue à des cheveux. Le diagnostic avait été kyste dermoïde et l'ovariotomie avait été pratiquée.

Autopsie. — Elle montra, ce que, du reste, l'on avait constaté pendant l'opération que la tumeur adhérait au corps de l'utérus et à l'intestin.

Le corps de l'utérus était dégénéré.

L'examen histologique fit voir qu'on avait affaire à un épithélioma pavimenteux lobulé.

Ici, comme dans l'observation précédente, aucun des organes revêtus, à l'état normal, par de l'épithélium pavimenteux, n'était malade. Les ovaires seuls et la partie supérieure de l'utérus étaient dégénérés.

Le kyste dermoïde affirmait se présence par l'existence des cheveux.

OBSERVATION V

Pommier. — Thèse de Strasbourg, 1864.

CANCER GREFFÉ SUR DEUX KYSTES DERMOÏDES.
GÉNÉRALISATION AU MÉSENTÈRE ET A L'INTESTIN.

Catherine B..., 48 ans, réglée à l'âge de 21 ans ; elle fait remonter à 20 ans l'apparition de la tumeur qu'elle porte dans l'abdomen. Après être restée très longtemps stationnaire, cette tumeur aurait pris, il y a environ 4 mois, un développement rapide qui a déterminé des symptômes de compression du tube intestinal avec dyspnée, céphalalgie. La malade a vu ses forces et son embompoint décliner et a été obligée de s'aliter il y a 6 semaines.

Actuellement, teint pâle, terreux, traits amaigris. Abdomen très augmenté de volume, donnant o m. 52 de circonférence, dont 0.28 pour la 1/2 circonférence du côté gauche. Réseau veineux sous-cutané très apparent. A la palpation on constate l'existence d'une tumeur s'étendant, en hauteur, depuis la symphyse du pubis jusque dans le creux épigastrique, et, en largeur, depuis l'épine iliaque antéro-supérieure droite, jusqu'à cinq travers de doigt de l'épine iliaque gauche.

Tumeur dure, résistante, présentant, dans sa partie supérieure gauche et inférieure droite, deux saillies considérables donnant une sensation de fluctuation obscure. Tumeur non mobile.

On constate, par le toucher, dans le cul-de-sac antérieur, l'existence d'une tumeur dure arrondie.

Inappétence, nausées, constipation, polakyurie sans polyurie ; pas d'œdème des membres inférieurs. Irradiations douloureuses dans les cuisses.

26 janvier. — Hecht pratique une ponction de la partie supérieure gauche de la tumeur. Issue d'un liquide jaune brunâtre, dense, mêlé de grumeaux constitués par des globules de graisse. C'est donc un kyste dermoïde.

Mort par cachexie le 14 février.

Autopsie. — Les parois abdominales sont fortement adhérentes à la tumeur. L'ovaire gauche est remplacé par une tumeur considérable ayant 26 centimètres de largeur, 17 de hauteur et 15 d'épaisseur, et pesant 1,610 grammes. Cette tumeur peut être décomposée en trois autres principales faisant corps entre elles. La première, placée sur la ligne médiane, est formée par une masse cancéreuse. La deuxième est placée à la partie inférieure et postérieure droite de la première. La troisième occupe la partie inférieure et postérieure gauche de la tumeur cancéreuse.

La tumeur nᵒ 1 est constituée par un carcinome dur, criant sous le scalpel, présentant une surface blanche, d'apparence fibreuse, parsemée de petites incrustations calcaires.

La tumeur nᵒ 2 est formée par une poche à parois épaisses lisses, recouvertes de quelques poils rares, et contenant une masse graisseuse pesant 670 grammes, riche en poils et contenant une incisive.

La tumeur nᵒ 3 possède des parois d'épaisseur variable; son intérieur présenté deux poches, toutes deux remplies de matière sébacée et de poils.

L'intestin présente, disséminées sur sa surface, un grand nombre de petites tumeurs rondes, lisses, faisant relief, du volume de grosses fèves, dont quelques-unes sont ulcérées,

De fortes adhérences unissent la tumeur à l'estomac et au pancréas.

Du côté droit, les éléments cancéreux se sont propagés jusque dans le foie, de façon à faire corps avec le parenchyme hépatique.

L'ovaire droit est surmonté d'un kyste solide, de nature dermoïde, de la grosseur d'une tête de fœtus à terme.

De même que l'intestin, le mésentère est recouvert de petits agrégats cancéreux.

OBSERVATION VI

Pottien. — Dissert. inaugural Iéna, 1887.

ÉPITHÉLIOMA PAVIMENTEUX GREFFÉ SUR UN KYSTE DERMOÏDE
GÉNÉRALISATION A L'INTESTIN

A. K..., femme de 38 ans, entrée à la clinique de gynécologie, le 23 avril 1887. Réglée à 17 ans, 3 accouchements. Après le premier, en janvier 1876, pendant quelques semaines, pertes sanguines, variables en quantité, survenant surtout après des efforts. Après le deuxième accouchement, en 1878, pertes sanguines ayant duré quatre semaines et causant une grande faiblesse de l'accouchée Troisième accouchement en 1880.

Quelques mois après, après une injection, cette femme eut des pertes de sang très abondantes. Depuis ce temps, les pertes sanguines et les règles se supprimèrent et la malade se remit lentement pendant la durée d'une année.

Depuis Noël, frissons intenses, douleurs spasmodiques dans le bas-ventre surtout après les efforts, perte d'appétit. On découvre une tumeur dans le bas-ventre. La malade se plaint d'une sensation de pesanteur, de compression par la tumeur, d'élancements dans le flanc droit, de faiblesse, d'étourdissements, et de perte d'appétit.

25 avril 1887.— Femme amaigrie, anémiée ; par la palpation de l'abdomen on sent une tumeur s'élevant du bassin à 10 centimètres au-dessus du bord supérieur de la sympyhse. Circonférence de l'abdomen 81 cent. 1/2. Cette tumeur a une forme globuleuse, une surface assez lisse ; quelques nodosités sont sensibles au toucher. Consistance dure. Cette tumeur, qui est mobile, a un volume répondant à celui d'une grossesse de 12 à 14 semaines.

Par le toucher rectal, on sent la partie postérieure de la tumeur, qui est bosselée.

10 juin. — Examen sous l'anesthésie par le docteur Schultze ; on sent une tumeur portant sur l'utérus atrophié et comprimé à droite contre les parois du bassin. La partie postérieure de la tumeur est plus inégale et plus dure. Sur les côtés de la tumeur, on a une vague impression de fluctuation. La tumeur est légèrement mobile.

La surface du rectum est irrégulière, raboteuse du côté droit qui est en contact immédiat avec la tumeur. Les parois du rectum ne sont pas mobiles sur la tumeur dont la partie supérieure possède un expansion ferme, mais évidemment élastique, presque fluctuante.

Diagnostic.— Tumeur kystique de l'ovaire gauche. On craint la nature maligne de la partie inférieure du kyste.

3o juin.— Vomissements, douleurs dans l'aine, pression de l'abdomen douloureuse.

Opération.— Une partie de l'épiploon se trouve, à droite, fixée à la tumeur. Les adhérences de la tumeur sont très nombreuses; le colon descendant se trouve, à droite, accolé à la tumeur à l'endroit où l'examen a révélé une muqueuse à peine mobile. On ne pratique pas de ponction de la tumeur dont le contenu est certainement infectieux

Adhérences de l'épiploon à la tumeur. Après le dégagement des adhérences, la tumeur se trouve ouverte en un point à droite, par où s'écoule un liquide jaunâtre, ressemblant au contenu des kystes dermoïdes.

Le fond du cul-de-sac vésico-utérin est comblé par une masse dure.

Le colon descendant est soudé à la tumeur par une masse lardacée ; en essayant de le dégager, le colon descendant est ouvert.

La tumeur est détachée, mais non totalement, il reste une masse de tissu néoformé sur le plancher pelvien. On suture l'intestin dans l'incision abdominale.

Ni vomissements, ni nausées, mort dans le collapsus le 12 juillet.

Autopsie.— Ganglions volumineux blancs. Du petit bassin s'élève une masse de nouvelle formation, montrant, à sa partie antérieure, une ulcération gris noirâtre assez étendue.

Le mésentère de l'iléon est épaissi et présente quelques nodosités petites et grises. L'appendice est inclus dans la masse,

Hydronéphrose à droite.

La muqueuse de la paroi postérieure de la vessie est unie, par une surface d'une pièce de 5 marks, à une tumeur garnie d'une quantité d'excroissances dont le volume varie de celui d'une tête d'épingle à celui d'un pois.

La paroi antérieure du rectum est entourée par une tumeur dure, de la grosseur d'une pomme, d'une forme irrégulière.

La tumeur que l'on a extirpée est un kyste dermoïde de l'ovaire de la grosseur d'un œuf d'oie, rempli d'une grande quantité de cheveux blonds éclatants et d'une bouillie grasse, jaunâtre. Les parois sont légèrement bossuées, irrégulières, assez épaisses, jaunes à la coupe lardacées, brillantes. Sur sa paroi postérieure est attaché, un morceau d'intestin épaissi pénétré, jusqu'à la muqueuse, par des masses de nouvelle formation.

L'examen microscopique montre, sur une coupe faite à travers les parois du kyste, un stroma conjonctif fibreux avec de nombreuses cellules en fuseau et des alvéoles typiques remplies de cellules cancroïdales.

Le stroma conjonctif est infiltré par endroits.

L'autre ovaire n'est pas kystique.

OBSERVATION VII

TAUFFER. — *Archives de Virchow*, 1895.

ÉPITHÉLIOMA PAVIMENTEUX GREFFÉ SUR UN KYSTE DERMOIDE
GÉNÉRALISATION AU PÉRITOINE ET AUX GANGLIONS ILIAQUES.

Femme R..., V..., 48 ans, entrée à la clinique du docteur Hochhalt le 16 décembre 1893. La malade se plaint exclusivement de douleurs névralgiques qui, partant de la région lombaire, s'irradient le long du trajet des deux nerfs ischiatiques. La malade n'avait pas conscience de ses souffrances abdominales. A son entrée, on constata, dans la partie inférieure gauche de l'abdomen, une tumeur qui remontait jusqu'au nombril, faisait corps avec l'utérus et présentait de la fluctuation. Comme aux alentours de l'utérus. on sentait quelques noyaux isolés, durs, et que la patiente se plaignait d'affreuses douleurs, on soupçonna une dégénérescence secondaire d'un kyste de l'ovaire, et la patiente, qui était très affaiblie, ne fut soumise à aucune opération. Dès les premiers jours de janvier, il se fit une ouverture du kyste dans le rectum. Sous l'influence de la diarrhée, de l'ouverture dans le rectum et du collapsus, le kyste diminua d'un tiers de son volume primitif.

Trois semaines après la malade mourut d'épuisement.

Autopsie. — Nombreuses et épaisses adhérences des anses intestinales, de l'épiploon, etc.

Le kyste, de la grosseur d'une tête d'enfant, remplit tout le petit bassin, et est entouré en avant par l'utérus qui se trouve repoussé vers la gauche et par de larges bandes d'adhérences qui se rendent à l'intesttn. La vessie se trouve rejetée vers la droite par l'utérus qui la comprime fortement, ainsi que le rectum.

Le kyste possède un contenu d'un gris sale, trouble, fétide, graisseux mélangé de cheveux rouges dont la longueur va jusqu'à 40 cent. roulés en boules.

La paroi interne cutanée est, à gauche, assez bien conservée, et couverte de cheveux. De la partie supérieure descend, vers le bas, une plaque d'os garnie d'alvéoles et possédant une incisive solidement implantée et ayant une racine.

Sur la paroi gauche est une proéminence, longue de trois centimètres, en forme de doigt et recouverte de peau, dans laquelle on sent un os allongé. Sur la paroi inférieure s'élève une nodosité, fétide, de consistance charnue.

Dans le segment droit et inférieur du kyste existe une surface égale à celle d'une assiette d'enfant, finement granuleuse, garnie de petits grains grisâtres épithéliaux, au milieu desquels se trouve un os gros comme un œuf de poule.

Le kyste est perforé en arrière, en haut et à gauche, sur une surface d'un thaler, et son contenu se déverse dans l'espace limité par les adhérences intestinales et le sommet du kyste. Sur le rectum, on trouve une ouverture ovale qui conduit à l'intérieur du kyste dermoïde ; 14 cent. au-dessus , seconde ouverture communiquant dans l'espace indiqué plus haut. La perte de substance de ces deux ouvertures est plus large sur la séreuse que sur la muqueuse. Sur la séreuse de l'iléon se trouvent, à côté de la muqueuse intacte, à 6 cent., et à 22 cent. au-dessus de la vulve de Bauhin, des noyaux métastatiques de la grosseur d'une cerise, présentant, à la coupe, l'aspect de ganglions.

Dégénérescence semblable des ganglions lymphatiques iliaques et rétro-péritonéaux. Il est impossible, à cause du développement du kyste et des nombreuses et solides adhérences, de dire de quel ovaire provient le kyste. C'est probablement de l'ovaire droit ; ce qui le fait croire, c'est la situation de l'utérus refoulé vers la gauche.

Examen microscopique. — Les parois du kyste montrent un derme et un revêtement épithélial en tout semblable au revêtement cutané, avec des cheveux et des glandes sébacées. En dehors des couches de revêtement, on trouve des cellules disposées en amas ou en tubes, qui ont tous les caractères des cellules épithéliales que l'on rencontre dans les cancroïdes. On trouve aussi, au voisinage de ces nids épithéliaux, la configuration caractéristique des vaisseaux lymphatiques remplis de cellules, comme cela se trouve dans les épithéliomas.

En de certains endroits, le champ entier du microscope est garni de cellules d'épithélioma (cancroïd perlen).

Nous avons affaire, dans ce cas, à un épithélioma pavimenteux dont le point de départ est évidemment, les cellules du revêtement épidermique du kyste dermoïde.

On retrouve, dans tous les noyaux secondaires métastatiques, tous les caractères d'un épithélioma pavimenteux corné. Ces noyaux siègent presque tous dans la musculaire et la sous-muqueuse, et n'atteignent la lumière de l'intestin qu'au niveau des perforations ; elles sont, d'ailleurs, entourées par une zone d'inflammation assez vive.

OBSERVATION VIII

Biermann.— *Prager Med. Wochenschrift*, 1885, n° 21

ÉPITHÉLIOMA PAVIMENTEUX GREFFÉ SUR UN KYSTE DERMOÏDE. GÉNÉRALISATION AU PÉRITOINE ET A L'INTESTIN.

T..., K., femme de 21 ans, célibataire, entrée, le 21 avril 1884, à la clinique du professeur [Gussenbauer. La patiente se plaignait de douleurs datant de 4 mois et ayant pour siège une tumeur abdominale immobile, s'étendant de l'hypocondre droit à l'hypocondre gauche. Comme date d'apparition de la tumeur, la malade accusait une chute faite 4 mois auparavant, sur le côté droit du bassin. Réglée à 12 ans. Dernière menstruation en février 1884. Les règles apparaissaient au commencement, toutes les deux semaines et, plus tard, régulièrement toutes les 4 semaines.

Diagnostic.— Carcinome de l'ovaire droit, plus tard hydrothorax et ascite. Mort dans la marasme le 12 mai. Autopsie, le 13 mai, par le professeur Chiari.

La situation respective des organes abdominaux était bouleversée par une tumeur grosse comme quatre têtes d'adulte, qui se trouvait en union intime avec les organes génitaux. L'intestin tout entier était refoulé en haut et paraissait fortement conprimé. Le péritoine, épaissi, était à, de nombreux endroits, couvert d'excroissances conjonctives, injectées et ecchymotiques. Sur le péritoine, recouvrant le diaphragme, on voyait des noyaux de la grosseur d'une noix qui étaient le siège d'hémorrhagies nombreuses. Sur le foie se trouvaient des noyaux de la tumeur principale ayant le volume d'un pois, et couchés sur la convexité du lobe droit.

En disséquant la tumeur, on voyait que celle-ci était en union intime avec la vessie et l'utérus. Ces organes paraissaient repoussés en avant par cette tumeur, pendant que le rectum, fortement comprimé par elle, était repoussé en arrière et à gauche. Un prolongement de la tumeur pénétrait dans le cul-de-sac de Douglas, comprimant le vagin et le rectum, les trompes étaient en rapport avec la face antérieure de la tumeur; tiraillées et allongées. L'ovaire droit était entièrement détruit par la masse. De l'ovaire gauche, il ne restait plus qu'une petite partie encore reconnaissable.

La coupe de la tumeur à gros grains montrait un néoplasme entièrement rempli de petites cavités. La plupart des ganglions lymphatiques rétro-péritonéaraux avaient subi la dégénérescence cancéreuse.

Ici et là se trouvaient les lamelles cartilagineuses, et, au microscope, les cavités kystiques offraient les caractères de l'épiderme. La description histologique, très consciencieuse, peut se résumer en ceci: On voyait au microscope une prolifération très active d'une tumeur cancroïdale épidermique qui parcourait le tissu en formant des nids et des colonnes et formait des amas de cellules cancroïdales avec de nombreuses boules perlées. Il s'agissait d'un épithélioma pavimenteux dont les cellules cancroïdales rappelaient, d'une façon parfaite, les caractères particuliers des tissus épidermiques qui leur avaient donné naissance.

OBSERVATION IX

KRUKENBERG. — *Archiv. fur gynaekologie.* 1887.

ÉPITHÉLIOMA PAVIMENTEUX CORNÉ GREFFÉ SUR UN KYSTE DERMOÏDE. GÉNÉRALISATION A L'ÉPIPLOON ET A LA CAVITÉ DE DOUGLAS.

Femme âgée de 43 ans, ayant accouché 11 fois. Dernier accouchement il y a 4 ans. Règles irrégulières depuis ur an, ne durant que deux jours. Admise à l'hôpital le 6 décembre 1886.

Cachexie, pas d'ascite. Dans l'abdomen. tumeur bosselée, grosse comme une noix, située dans la cavité abdominale.

Dans le petit bassin, tumeur dure, irrégulière, s'élevant, en haut, à 4 cent. au-dessus de la symphise. Plusieurs tumeurs grosses comme des cerises à sa surface.

Diagnostic. — Tumeur carcinomateuse de l'ovaire.

Ovariotomie le 18 décembre. — Petite tumeur carcinomateuse de l'épiploon que l'on enlève. La tumeur principale n'est nulle part adhérente. Long pédicule. On extirpe la tumeur. Dans le fond du bassin, on trouve plusieurs nodosités non mobiles dans la cavité de Douglas. L'une d'elles paraît être l'ovaire droit. Fermeture de la plaie. Guérison.

La tumeur ovarienne que l'on vient d'extirper a le volume d'une tête d'enfant et présente plusieurs proéminences dures. La plupart sont lisses à leur superficie, quelques-unes sont enlevées facilement. L'examen fait reconnaître deux kystes dermoïdes, dont l'un est gros comme le poing, l'autre comme une noix. Le premier contient de la matière grasse avec des cheveux feutrés. L'épaisseur des parois est variable. Dans la paroi se trouvent des masses osseuses grosses comme des fèves. Les parties les plus minces nous montrent un revêtement cutané peu développé qui, dans les parties les plus épaisses, ordonnées en îlots nous montre un développement beaucoup plus marqué. On trouve, dans ces points, le début d'une dégénérescence carcinomateuse. Une excroissance dans le voisinage du pédicule possède les caractères typiques du carcinome.

La plus grande partie des parois du kyste est considérablement plus épaisse : elle se montre comme un épithélioma pavimenteux gisant au milieu des couches stratifiées du tissu conjonctif extérieur, en partie rompu et isolé dans des cavités spéciales.

Le deuxième kyste, plus petit, nous montre une structure plus simple et porte sur sa face interne de petites plaques d'os.

Ce n'est que sur une circonférence de 15 millimètres de diamètre que le carcinome du kyste dermoïde n° 1 a pénétré dans la lumière du kyste n° 2.

Le tumeur de l'épiploon a la même structure que le carcinome du kyste dermoïde.

C'est donc un cas de kyste dermoïde dont les îlots cutanés ont subi la dégénérescence cancéreuse.

Ce carcinome est un cancroïde corné qui, se propageant vers l'intérieur et l'extérieur, amenait de la métastase dans la cavité abdominale par ses bourgeons extérieurs, et principalement dans la cavité de Douglas et dans l'épiploon.

OBSERVATION X

Dʳ Carter. — *Obstetrical Transactions.*Vol. XXVI, for. 1884.

Cancer greffé sur un kyste dermoïde. — généralisation a l'épiploon et aux ganglions lombaires.

Le Dʳ Carter a montré deux kystes dermoïdes qui ont été examinés après l'autopsie d'une femme âgée de cinquante ans, non mariée.

Elle avait d'abord présenté une petite tumeur de la région iliaque droite en août 1883. Elle vit un docteur qui lui ordonna de porter une ceinture avec un bourrelet pour supporter la tumeur. Le Dʳ Carter la vit. il y a dix jours, avec le docteur Henderson aux soins duquel elle avait eu recours récemment.

La malade était alors dans un état très précaire, très émaciée, et presque trop malade pour supporter l'examen. L'abdomen était modérément distendu et, à travers les parois amaigries, on sentait une tumeur avec des masses bosselées irrégulièrement. Elle occupait le côté droit de l'abdomen et ne s'étendait pas beaucoup derrière la ligne médiane. La fluctuation était plutôt obscure; les deux flancs étaient sonores et il n'y avait point d'ascite évidente. La masse était un peu mobile et semblait avoir un prolongement passant dans la région iliaque gauche, On trouvait une grosse masse dans la région épigastrique. Le bassin était indemne, bien que la pression exercée sur la masse fût perçue par le toucher utérin.

On diagnostiqua un cancer de l'ovaire avec quelques noyaux secondaires dans l'épiploon. Six jours après, elle fut prise de douleurs, de fatigue, de dépression marquée et d'une dyspnée extrême. On pensa qu'une hémorrhagie s'était déclarée dans le kyste ou dans le péritoine, l'abdomen étant un peu moins ballonné et plus sensible au toucher. Elle se releva un peu de cet état, puis s'affaiblit lentement pour mourir le cinquième jour.

A l'autopsie, on trouva un grand kyste remplissant la moitié droite de l'abdomen. L'épiploon et les anses intestinales étaient complètement et intimement adhérents au kyste.

Sur la paroi externe étaient plusieurs vastes masses cancéreuses qui venaient du côté droit. En ouvrant le kyste, on vit que les parois étaient infiltrées par le cancer. Il contenait une grande quantité de caillots sanguins récemment formés, de la matière grasse semblable à du mastic, des cheveux et une dent. Du côté gauche, on trouva un petit kyste de la taille d'nne noix de coco auquel l'ovaire gauche était attaché; celui-ci contenait la même matière caséeuse avec une grande quantité de cheveux.

L'épiploon était épaissi et cancéreux. Les ganglions, depuis la région cervicale jusqu'à la région lombaire, étaient hypertrophiés et cancéreux.

OBSERVATION XI

HIMMELFARB. — *Centralblatt für gynaekologie*, 1886.

ÉPITHÉLIOMA PAVIMENTEUX GREFFÉ SUR UN KYSTE DERMOÏDE. — GÉNÉRALISATION A LA VESSIE.

Femme âgée de 55 ans. Ménopause depuis 10 ans. Tumeur depuis un an, ayant subi un rapide accroissement depuis 4 mois.

— 58 —

Il y a quatre semaines, ouverture dans la vessie. Mort trois
jours après son admission, par épuisement. Pus dans l'abdomen. Kyste avec des parois épaisses et un pedicule. A l'intérieur de la tumeur, deux colonnes de tissu charnu ; sur la paroi
postérieure, nombreux cheveux. Dans la portion inférieure
de la tumeur, deux saillies tubéreuses formées par un tissu
friable. Perforation de la vessie. A la place de l'ovaire droit,
nodosités.

L'ovaire gauche est transformé en un kyste dermoïde de
la grosseur d'une pomme. Examen des nodosités : carcinome.

Structure : tissu de liaison avec de petits interstices ronds,
alvéolaires, nids remplis de cellules épithéliales à évolution
cornée. C'est un cancroïde pavimenteux greffé sur un kyste
dermoïde.

OBSERVATION XII

(Cohen : *Zeitschrift für gebursthilfe und gynaekologie*,
Bd XII). Cohen cite, dans la statistique des tumeurs malignes
de l'ovaire opérées par Schrœder, deux cas de dégénérescence
carcinomateuse greffés sur des kystes dermoïdes.

OBSERVATION XIII

Hüschi — *Prager Vierteljahrschrift*, 1860, Bd 68.

ÉPITHÉLIOMA PAVIMENTEUX GREFFÉ SUR UN KYSTE DERMOÏDE. —
PAS DE GÉNÉRALISATION.

Femme de 45 ans. Six grossesses. Depuis quelques années,
tumeur abdominale. Ponction explorative par le vagin.

Mort au quatrième jour. Tumeur grosse comme une tête
d'enfant, à droite, recouverte par les intestins,

C'est un kyste dermoïde garni de poils en partie blancs, à surface inégale, d'un gris sale, fétide, ulcéré ; pus dans l'abdomen. A droite, les parois du kyste sont épaisses.

A l'examen microscopique, on trouve un stroma de tissu de liaison avec des cavités allongées dans lesquelles se trouvaient des masses de cellules, les unes en forme de bouteille, les autres avec des prolongements en forme de massue.

La muqueuse de l'intestin est saine. L'ovaire droit ratatiné.

Diagnostic. — Kyste dermoïde de l'ovaire combiné à un épithélioma pavimenteux.

OBSERVATION XIV

Veit. — *Zeilschrift für geburstund gynaekologie,* 1890.

TRANSFORMATION CANCÉREUSE DES PAROIS D'UN KYSTE DERMOÏDE

Il s'agissait d'un kyste dermoïde suppuré, situé à droite avec une transformation cancéreuse des parois, qui s'étendait jusqu'au bord gauche de l'utérus, qui adhérait au kyste.

A gauche, les annexes manquent entièrement. A la place de ceux-ci est un kyste dermoïde, très adhérent à l'épiploon sans connexion avec les organes génitaux. C'est un kyste ovarien séparé par torsion et adhérant encore à quelques tractus qui représentent les annexes.

OBSERVATION XV

Krebsig. — *Virchow. Archiv.*Volume 75. 1882.

Kresbig rapporte, en quelques mots, le cas d'un kyste dermoïde ayant subi une dégénérescence maligne qu'il a opéré le 29 mai 1881.

Jusqu'ici l'état de la patiente est bon, cependant, au commencement de décembre, on trouve, à l'examen, des noyaux suspects dans le tissu conjonctif siégeant entre la vessie et l'utérus.

OBSERVATION XVI

Pomorsky. — *Centralblatt für gynaekologie*, 1889.

DÉGÉNÉRESCENCE CARCINOMATEUSE D'UN KYSTE DERMOÏDE DE L'OVAIRE DROIT.

Pomorsky, assistant du Dr Martin, présente à la Société de Gynécologie de Berlin, un cas de dégénérescence carcinomateuse d'un kyste dermoïde de l'ovaire droit, enlevé, le 3o janvier 1889, par laparotomie, à une femme âgée de 49 ans.

La tumeur a la grosseur d'une tête d'enfant ; elle consiste en un gros ksyte contenant une épaisse pelote de cheveux, de débris épithéliaux accolés et de cristaux de cholestérine La surface interne du kyste est raboteuse et la paroi, qui offre de nombreuses nodosités constituées par des adhérences, présente, à la base de la tumeur, le reste de l'ovaire dégénéré en noyaux durs et en nodosités.

De celui-ci partent des productions molles, spongieuse en forme de houppes qui s'étendent jusqu'à l'intestin.

L'examen microscopique confirme le diagnostic de dégés nérescence carcinomateuse. On ne retrouve pas trace des tissus normaux de l'ovaire.

OBSERVATION XVII

Rocher. — *Correspondenzblatt f. Schweizer Aerste*, 1877.

KYSTE DERMOÏDE AYANT SUBI UNE DÉGÉNÉRESCENCE CARCINOMATEUSE. GÉNÉRALISATION A L'AUTRE OVAIRE.

Femme âgée de 5o ans. Tumeur ovarienne grosse comme la tête depuis trois mois. Ovariotomie. Blessure de la vessie,

sur laquelle la tumeur carcinomateuse a empiété. L'autre
ovaire est dégénéré en une tumeur grosse comme un œuf de
poule. Mort vingt-quatre heures après. Il s'agissait, comme
le montra l'examen de la tumeur, par le professeur Langhaus,
de kystes dermoïdes des deux côtés avec touffes de poils,
dents, glandes sébacées, ayant subi une dégénérescence
carcinomateuse.

OBSERVATION XVIII

WAHL. — *Petersburger med. Wochenschrift*, 1883.

CARCINOME GREFFÉ SUR UN KYSTE DERMOÏDE.

Femme de 26 ans. Tumeur remontant jusqu'au nombril,
découverte il y a un an. Ovariotomie. Adhérences de la
tumeur bosselee avec l'épiploon et le colon ascendant. Les
parois de ce dernier, dans le territoire qui confine à la
tumeur, sont farcis de nodules de la grosseur d'une noix.
Résection étendue de l'intestin.

Guérison. La tumeur se présentait comme un kyste dermoïde avec des boucles de cheveux longs d'un pied. Les
parois et le pédicule étaient infiltrés par des nodosités qui
offraient toutes le caractère de carcinome alvéolaire avec une
substance fonnamentale myxomateuse.

Point de renseignements sur l'autre ovaire.

OBSERVATION XIX

Registres du Laboratoire d'Anatomie pathologique
de la Faculté de Médecine de Lyon, mai 1888.

Examen microscopique de la paroi d'un kyste dermoïde
opéré par M. le professeur Fochier. L'opération avait été
pénible à cause d'adhérences solides et nombreuses.

Guérison opératoire. Récidive et mort par généralisation.

Parois du kyste dermoïde infiltrés par un épithélioma corné très caractéristique ; deux caractères témoignent d'une bénignité relative, ce sont le caractère adulte des cellules, et d'autre part le caractère allongé en bâtonnets des noyaux qui révèle un stade d'évolution déjà avancé. Pas d'éléments suppuratifs.

OBSERVATION XX.

Paul Reclus. — Publiée dans le *Bulletin Médical*, 1893.

DÉGÉNÉRESCENCE SARCOMATEUSE D'UN KYSTE DERMOIDE. — GÉNÉRALISATION AU COLON ET AU MÉSO-COLON.

Femme de 63 ans, sans antécédents héréditaires ni personnels.

Réglée à 15 ans. Ménopause à 51 ans. Six grossesses normales. Entre dans le service le 28 décembre 1892.

Il y a cinq mois, elle éprouva, dans le bas-ventre, une vague sensation de pesanteur qui augmenta peu à peu jusqu'à devenir d'abord une gêne véritable, puis une douleur légère, ensuite une souffrance des plus vives. En même temps, l'abdomen augmenta de volume et, sous sa partie antérieure, se dessina une tumeur.

Etat général assez bon, un peu d'amaigrissement.

A la palpation, on sent, dans l'abdomen, entre la symphise et l'ombilic, une tumeur arrondie, mobile en tous sens et fluctuante. Vers la partie supérieure, on sent une bosselure plus dure et adhérente à l'épiploon agglumé en masse résistante. L'utérus paraît libre et les culs-de-sac aussi.

Diagnostic. — Kyste mucoïde sans adhérences.

Opération le 2 janvier. — Ponction du kyste après ouverture des parois abdominales ; expulsion d'un liquide louche et brunâtre. On essaie d'attirer la poche flasque au dehors ; elle cède, en effet, après la déchirure de quelques adhérences, quand, tout à coup, on aperçoit une masse surajoutée qui semble le pôle supérieur, très épaissi, de la tumeur et qui adhère intérieurement au colon transverse et à son méso-colon.

Décortication des plus pénibles.

La tumeur extirpée nous présente trois parties : un grand kyste mucoïde typique et un second kyste développé, pour ainsi dire, dans les parois du premier. C'est un kyste dermoïde typique nous présentant un derme recouvert de cellules épidermiques, poils implantés dans leurs follicules munis de glandes sébacées ; matière butyreuse semblable à du mastic et contenue dans l'enchevêtrement de cheveux abondants et longs.

Ce kyste dermoïde, de la grosseur du poing, est coiffé, à sa partie supérieure et à sa partie postérieure, par une tumeur, masse friable, adhérente à l'épiploon, au colon transverse et au méso-colon. L'extirpation de la tumeur entraînerait la résection du colon. On y renonce en voyant les infiltrations cancéreuses s'étendant jusqu'à l'insertion vertébrale du méso-colon.

La tumeur, déchirée, saigne beaucoup. On unit le bord de l'intestin à la limite du néoplasme avec la paroi du ventre, tout en refermant le péritoine.

Pansement compressif. — Guérison de la plaie trois semaines après l'opération.

Malade revue quelque temps après : amaigrissement extrême. Cachexie. Champignon extérieur mesurant environ quinze centimètres de diamètre, présentant, sur le côté droit, un prolongement anfractueux.

L'examen microscopique de la tumeur coiffant le kyste dermoïde montre que l'on a affaire à un sarcome dont les éléments fuso-cellulaires sont groupés en faisceaux et en tourbillons irrigués par des vaisseaux abondants sans parois propres et comme creusés dans la trame morbide.

OBSERVATION XXI

Bierman *Prager Médicinische Wochenschrift,* 1885 —

DÉGÉNÉRESCENCE SARCOMATEUSE D'UN KYSTE DERMOÏDE. — PAS DE
GÉNÉRALISATION.

Femme âgée de 30 ans, ayant eu une santé parfaite jusqu'à l'âge de 22 ans, où elle s'aperçut d'une tumeur abdominale, dont elle fait remonter l'origine à une chute qu'elle fit
sur le côté droit. Quelques semaines après cette chute, qui
n'avait causé aucune lésion, elle remarqua, pour la première
fois, dans l'hypocondre droit, une tumeur arrondie, mobile,
de la grosseur d'un œuf de poule, qui s'était développée lentement, sans causer autre chose que quelques fatigues passa-
gères.

Depuis trois ans étaient survenues, à plusieurs reprise, sdes
nausées avec fièvre et douleurs dans l'abdomen ; depuis ce
moment, la malade, après chaque marche un peu longue, se
plaignait de faiblesse et de dyspnée.

Les règles étaient régulières, revenant toutes les quatre
semaines. Vingt jours après l'extirpation de la tumeur qui eut
lieu le 28 novembre 1884, la malade quittait l'hôpital complètement guérie.

Examen de la tumeur, qui pèse 2.640 grammes et a le
volume de la tête d'un adulte. Elle consiste en un tissu solide,
résistant à la coupe, sauf à sa partie médiane où existent
quelques points ramollis. On voit, dans ce tissu quelques
kystes remplis d'un liquide huileux ; contre la surface se
trouve une cavité, ayant à peu près le volume d'une pomme,
remplie de cheveux longs et bruns et d'une bouillie jaunâtre.

La tumeur est entièrement entourée par une coque résistante de tissu fibreux. Les parois de ce kyste dermoïde présentent une épaisseur variant de 5 millimètres à un 1/2 milli-

mètre ; elles possèdent plusieurs papilles recouvertes de cheveux épais et longs de 10 à 15 centimètres. Les·parties les plus épaisses de ce kyste sont celles qui ne sont pas recouvertes par le tissu de la tumeur et qui forment, à elles seules, les parois du kyste.

A l'examen microscopique, la tumeur se présente comme un sarcome typique à grosses cellules en fuseau, présentant çà et là des paquets de cellules bien ordonnées et dans d'autres endroits des cellules disséminées sans ordre.

Les coupes qui comprennent, sur une même préparation, les parois du kyste dermoïde et le tissu sarcomateux nous montrent ce qui suit : Les couches les plus profondes de la formation dermoïde offrent les caractères des couches superficielles de la peau ; pas traces de papille. Chorion très épais. Glandes sudoripares atrophiées. Il n'y pas de tissu cellulaire sous-cutané, mais, immédiatement en contact avec le tissu conjonctif fibrillaire du chorion, se trouvent disposés, parallèlement à lui, des petits paquets de cellules sarcomateuses en forme de fuseaux qui font irruption dans le chorion sur quelques points, en d'autres points les paquets de fibres du chorion se mêlent aux éléments de la tumeur.

Les papilles que nous avons signalées sont riches en glandes sébacées et sudoripares.

La coque de ce kyste a 1 millimètre d'épaisseur et relie la tumeur sarcomateuse à l'ovaire qui est riche en follicules de diverses grosseurs.

De l'examen de la tumeur il résulte très nettement que ce sarcome fuso-cellulaire ne provenait pas de l'ovaire, mais que, semblable aux sarcomes de la peau qui prennent leur origine dans le chorion, ou le tissu cellulaire spontané, il provenait du tissu conjonctif du kyste dermoïde.

OBSERVATION XXII

Unverricht.— *Centralblatt für Chirurgie* 1879.
Breslauer aertzliche Zeitschrift 1879

DÉGÉNÉRESCENCE SARCOMATEUSE D'UN KYSTE DERMOÏDE
GÉNÉRALISATION A TOUS LES VISCÈRES

Vert rapporte d'abord l'histoire clinique de la malade et les résultats de l'autopsie. Il s'agissait dans ce cas d'un kyste dermoïde de l'ovaire ayant subi une dégénérescence sarcomateuse. Des noyaux secondaires sarcomateux se trouvaient dans l'utérus, le péritoine, la plèvre et dans presque tous les viscères. Il ne s'agissait pas de la coexistence d'un kyste dermoïde de l'ovaire et d'un sarcome primitif siégeant en un endroit quelconque de l'organisme et ayant amené ces métastases, on peut affirmer que le point de départ de ces noyaux secondaires était la tumeur ovarienne.

OBSERVATION XXIII.

Cohen.— *Zeitschrift fur gebürst und gynækologie*, Bd XII).

Cohen cite, dans une statistique des tumeurs malignes opérées par Schrœder, un cas de « dermoïdsarcome » avec guérison de la malade.

OBSERVATION XXIV.

Eckardt.— *Zeitschrift für gebrùsthilfe und gynækologie,*

KYSTE DERMOÏDE ET ENDOTHÉLIOME DE L'OVAIRE GAUCHE.
NOYAUX SECONDAIRES DANS L'OVAIRE DROIT.

Femme de 46 ans. Tumeur solide de l'ovaire gauche de la grosseur d'une tête d'adulte. Utérus ayant la grosseur qu'il a dans une grossesse de 3 mois.

Opération.— La tumeur, non adhérente, avec un prolongement dans le bassin, est enlevée en totalité, après ligature du pédicule.

L'utérus, étant le siège de myomes, est enlevé ainsi que l'ovaire droit. Les suites de l'opération furent mauvaises. Elévation de température; vomissements et collapsus pendant trois jours. Mort le quatrième jour. Dans l'abdomen pas de signes de péritonite, mais injection de la séreuse du duodénum; on trouve quelques caillots sanguins gros comme le poing d'un enfant, en quantité insuffisante pour expliquer la mort, qui doit être attribuée à une dégénérescence du muscle cardiaque.

Descriptiont de la tumeur.— Tumeur ovarienne gauche dont la plus grande circonférence égale 70 centimètres; la plus petite; perpendiculaire à la première, 35 millimètres, poids 4.200 gr. La surface nous montre un certain nombre de bosselures ; en deux points diamétralement opposés se trouvent deux grosses élevures dont l'une a le volume du poing d'un enfant de deux ans et se montre, à la coupe, comme un kyste dermoïde typique ; à son intérieur matière caséeuse, longs cheveux blonds et une dent bien formée. Ce kyste est séparé du reste de la tumeur par une cloison épaisse et spongieuse de tissu connectif; l'autre élevure se montre, à la coupe, comme une masse opaque grise de la consistance du cerveau.

La plus grande partie de la tumeur se compose d'un tissu crevassé, feuilleté par endroits, et parsemé d'un certain nombre de cavités kystiques, plus ou moins grosses, dont les mailles se montrent sous la forme de trabécules de couleur rouge-brun sale. Les cavités kystiques en question qui sont à la périphérie sont encore remplies de sang.

L'examen microscopique montre qu'il s'agit, dans ce cas, d'un sarco-endothéliome greffé sur un kyste dermoïde de l'ovaire, et ayant pour point de départ les vaisseaux nourriciers de ce kyste.

L'ovaire droit qui, macroscopiquement, ne paraissait pas

malade, présente, à l'examen microscopique, de petits noyaux
secondaires possédant une structure identique à celle de la
tumeur principale.

OBSERVATION XXV

Flaischen. — *Zeitschrift für geburst und gynaekologie*, 1889.

KYSTES MUCOÏDES ET DERMOÏDES ACCOLÉS. — DÉGÉNÉRESCENCE
ENDOTHÉLIO SARCOMATEUSE. — PAS DE GÉNÉRALISATION.

Femme ayant eu deux enfants. Avortement il y a un an, et
ensuite pertes sanguines ayant duré douze semaines. Depuis
ce temps elle souffre de pertes sanguines irrégulières. Dans
ces derniers temps, la patiente était devenue très malade.

Utérus repoussé à droite et en arrière. A droite, et couchée
sur lui, une tumeur. A gauche, trois tumeurs au-dessus l'une
de l'autre; l'inférieure, grosse comme le poing, est située dans
le petit bassin.

Le 8 janvier l'ovariotomie permet de voir qu'il s'agit d'un
kyste multiloculaire dont une des cavités kystiques avait tous
les caractères d'un kyste dermoïde. Cette tumeur est compli-
quée par une dégénérescence sarcomateuse diffuse qui a
envahi les parois de ces kystes.

Examen macroscopique. — A un pédicule assez large se
trouve appendu un kyste de la grosseur d'une pomme, muni
de parois épaisses. Celui-ci se montre rempli par un contenu
solide analogue au suif avec des cheveux feutrés et a tous les
caractères d'un kyste dermoïde.

Après avoir enlevé le contenu, on examine les parois du
kyste ; celles-ci sont très ridées et présentent quelques élevures portant des cheveux d'une couleur foncée.

Séparés de ce kyste dermoïde par une puissante cloison,
se trouvent quatre kystes plus gros ayant un contenu filant.
Pendant que les cloisons extérieures de ces formations kysti-

ques sont, en général, assez minces, les cloisons de séparation ont une épaisseur surprenante. Au milieu environ de la cloison de liaison indiquée plus haut, nous trouvons des nodosités de la grosseur d'une noix, peu proéminentes. A côté des ces formations se trouve la tumeur qui consiste en un kyste de la grosseur d'une tête d'adulte.

A la surface du kyste, qui a tous les caractères d'un kyste dermoïde, avec un épithélium pavimenteux, ses glandes sébacées et des parcelles osseuses, se trouvent des nodosités qui, à la coupe, apparaissent d'emblée comme des noyaux de tumeur maligne.

L'examen microscopique montra qu'on avait affaire à cette variété de tumeur appelée sacro-endothéliome, ayant pour point de départ les capillaires sanguins ou lymphatiques; les cellules sarcomateuses ont envahi les parois des divers kystes et, en particulier, celle du kyste dermoïde.

Les noyaux les plus volumineux se trouvent surtout dans la cloison séparant le kyste dermoïde des autres kystes.

L'épithélium de la paroi interne des gros kystes était presque partout envahi par les cellules sarcomateuses.

OBSERVATION XXVI

Mercredi Médical. — Dr FAGUET, de Bordeaux.

KYSTE DERMOÏDE ET ENDOTHÉLIOME DE L'OVAIRE DROIT. — ASCITE.
PAS DE GÉNÉRALISATION.

Jeanne C..., 6o ans, ménagère. Entrée à l'hôpital le 15 octobre 1894. Réglée à 17 ans, mariée à 19 ; deux grossesses, deux accouchements normaux, Pleuro-pneumonie à 36 ans. Ménopause à 5o ans.

Histoire de la maladie. — Au mois de mai dernier troubles de la miction ; besoins fréquents et impérieux. Dysurie.

Au mois d'août, elle constate que son abdomen est aug-

5

menté de volume, et perçoit une tumeur du volume du poing, siégeant dans la fosse iliaque droite. Augmentation de volume se faisant, dès lors, d'une façon uniforme et progressive. Amaigrissement.

Examen le 8 octobre. — Circonférence de l'abdomen 0,94 au niveau de l'ombilic. Amaigrissement général.

A la palpation, abdomen assez tendu, fluctuation très nettement transmissible d'un hypocondre à l'autre. Ou ne sent point de tumeur.

La pression révèle un épanchement ascitique mobile.

Toucher vaginal : l'utérus est petit, mobile ; les annexes ne sont pas perceptibles.

Urines 1,500. Pas d'albumine.

Appétit diminué, digestions pénibles, légère constipation. Signes de congestion aux deux bases des poumons.

Ponction de l'abdomen, le 9 octobre, donnant issue à 5 litres et demi d'un liquide citrin. L'examen permet alors de constater l'existence d'une volumineuse tumeur de consistance molle, fluctuante même en certains points, plongeant dans l'excavation pelvienne.

15 octobre. — L'ascite s'est, en partie, reproduite et gêne l'exploration. L'examen, sous le chloroforme, permet de voir que la tumeur est en partie solide, et en partie liquide. Cette dernière portion est la plus volumineuse ; elle occupe l'hypogastre du côté droit, dépasse la ligne médiane, s'enfonce en bas dans l'excavation pelvienne et remonte en haut jusqu'à quatre travers de doigt au-dessous de l'ombilic. La matité est absolue sur toute l'étendue du néoplasme qui possède un certain degré de mobilité latérale.

Rectocèle vaginale. Col de l'utérus dévié du côté droit. Corps de l'utérus, petit, mobile, indépendant de la tumeur qui fait saillie dans les culs-de-sac antérieur, latéral droit et postérieur.

A ce niveau, on perçoit une partie du néoplasme dont la consistance est dure et la surface irrégulière, mamelonnée.

Diagnostic. — Cysto-épithéliome de l'ovaire. Ascite.

19 octobre. — *Ovariotomie.* Issue d'une certaine quantité de liquide ascitique. Quelques adhérences lâches unissent la tumeur à l'épiploon. Ablation facile du néoplasme développé aux dépens de l'ovaire droit.

L'ovaire gauche, petit. scléro-kystique, est enlevé.

Jeanne C..., guérie, quitte l'hôpital St-Antré le 12 novembre 1894.

Examen de la tumeur. — Macroscopiquement, le néoplasme est formé de deux portions : l'une kystique, de beaucoup la plus volumineuse ; l'autre solide.

La partie kystique a le volume d'une tête de fœtus à terme, sa forme est régulièrement arrondie ; son contenu est constitué par un liquide de consistance sirupeuse, d'une coloration jaune sucre d'orge, renfermant des paillettes de cholestérine. On y trouve aussi une assez grande quantité de cheveux noirs, fins, agglutinés les uns aux autres et roulés en pelotons inextricables. La face interne de la paroi kystique est lisse, régulière et on y voit, implantés, des poils en assez grand nombre. L'épaisseur de cette paroi varie, suivant les points, de quelques millimètres à 1 centimètre.

La portion solide, située à la partie inférieure de la précédente à laquelle elle est très intimement unie, a le volume d'une mandarine, elle est friable, irrégulière à sa surface, de consistance assez molle.

II. *Examen histologique.* — La portion dermoïde renferme tous les éléments que l'on rencontre d'habitude dans ces kystes avec des glandes sébacées et sudoripares.

La portion solide de la tumeur est formée par des faisceaux de tissu conjonctif fasciculé, constituant une sorte de tissu réticulaire dans les alvéoles duquel se trouvent, en grand nombre, des cellules épithéliales, ou épithélioïdes, de forme et de volume variables, à noyau très apparent.

On rencontre, en outre, un grand nombre de fentes lymphatiques, avec des cellules d'endothélium au milieu de la substance interstitielle, de nature conjonctive.

Les vaisseaux sanguins qui existent dans cette zone n'ont pas de parois propres.

L'ovaire gauche ne présente rien d'intéressant.

Il s'agit, dans ce cas, d'une tumeur de l'ovaire droit constituée à la fois par un kyste dermoïde et par un endothéliome.

On retrouve ici tous les caractères attribués, par Eckardt et Pomorsky, à cette variété de néoplasme ovarien intermédiaire, au point de vue histologique, à l'épithéliome et au sarcome, et qui a été rencontré dans certains kystes dermoïdes dégénérés, dans des kystes papillaires et dans ces tumeurs solides criblées de petites cavités qu'on rangeait jusqu'ici, dans la classe des sarcomes.

CONCLUSIONS

I. — La structure des kystes dermoïdes est identique à celle de la peau, par suite, la paroi de ces kystes peut présenter les mêmes accidents que la peau et, entre autres, la dégénérescence maligne.

II. — Les kystes dermoïdes ont une prédisposition plus grande que la peau elle-même à subir la dégénérescence maligne, parce que ce sont des débris embryonnaires, parce que ce sont des tumeurs bénignes dont les tissus sont le siège d'une prolifération physiologique active, par suite exposés à subir une monstruosité du développement cellulaire.

III. — Tous les cas de dégénérescence maligne de kystes dermoïdes, publiés dans la littérature médicale, se rapportent à des kystes de l'ovaire. C'est une affection relativement rare ; avec l'observation que nous avons recueillie dans le service de M. le professeur Poncet nous n'avons pu réunir, en compulsant tous les faits publiés, que vingt-quatre observations, et trois autres cas simplement énumérés dans une statistique de Cohen. La plupart appartiennent à la littérature allemande qui nous a fourni quatorze observations. En France, nous n'avons trouvé que sept observations.

IV. — Il s'agit, dans ces cas, d'une dégénérescence maligne vraie et non pas de la transformation d'une tumeur bénigne en tumeur maligne par le simple fait de son évolution.

V. — On ne rencontre que deux sortes de tumeurs greffées sur les kystes dermoïdes : des épithéliomas pavimenteux (vingt cas), dont le point de départ est le corps muqueux de Malpighi ; des sarcomes (quatre cas), dont le point de départ est le tissu conjonctif du kyste.

Il existe une troisième variété de tumeurs : les endothéliomes qui prennent naissance dans les vaisseaux nourriciers du kyste (3 cas), et peuvent être ajoutés aux cas précédents.

VI. — La généralisation de ces tumeurs se fait presque toujours sur place, par continuité. L'infection à distance, par la voie lymphatique ou sanguine, est l'exception.

VII. — Il ne faut pas confondre les foyers de généralisation des tumeurs malignes, greffées sur les kystes dermoïdes, avec un certain nombre de cas de prétendues généralisations bénignes de ces kystes. En réalité, il n'y a pas généralisation vraie de ces kystes qui sont contemporains, et proviennent tous d'une même cellule nodale unique.

Leur multiplicité n'enlève rien à leur bénignité.

VIII. — Le pronostic que l'on doit faire après l'extirpation d'une tumeur de ce genre, varie suivant le stade de l'évolution dans lequel l'opération surpend la tumeur, et avec la variété à laquelle on a affaire.

IX. — Les symptômes présentés par les malades, porteurs des tumeurs qui nous occupent, ont permis tantôt de faire le diagnostic de kyste dermoïde simple ; tantôt, quand l'amaigrissement et la cachexie étaient prononcés, celui de tumeur maligne de l'ovaire. Quand la tumeur épithéliomateuse est encore limitée aux parois du kyste, qu'elle est encapsulée, et qu'une opération radicale permettrait d'espérer une guérison définitive, il n'est pas de symptômes permettant le diagnostic exact ; on ne peut porter que celui de kyste dermoïde.

X. — Sitôt qu'un kyste dermoïde est diagnostiqué, on doit l'opérer à cause des douleurs qu'il provoque, à cause des troubles de compression qu'il peut amener, mais aussi, et surtout, à cause des accidents dont il peut être le siège : inflammation, suppuration, hémorrhagie, dégénérescence maligne.

XI. — Le diagnostic entre le kyste dermoïde et mucoïde n'étant pas toujours possible, celui-ci amenant, par le seul fait de son évolution, des accidents

mortels et pouvant aussi subir la dégénérescence maligne, ce n'est pas être trop radical que de dire : toute
tumeur de l'ovaire doit être enlevée dès qu'elle est
reconnue, quelle que soit sa nature, à moins que l'on
n'observe des signes de généralisation locale ou générale, rendant une opération complète impossible,
partant inutile, et nuisible.

P. le Doyen, l'Assesseur,

R. LÉPINE

Le Président de thèse,

PONCET.

PERMIS D'IMPRIMER :

Le Recteur,

G. COMPAYRÉ.

BIBLIOGRAPHIE

Babinsky. — *Bulletin de la Société anatomique*, 1883.

Bard. — *Archives de Physiologie*, 1885.

Bard. — *Anatomie Pathologique*.

Bard. — *Lyon Médical*, 1888.

Biermann. — *Prague Médical Woch.*, 1885.

Bulletin Médical, 1893.

Carter. — *Obstetrical. Transactions*, 1884.

Cohn. — *Zeitschrift für geburst und gynaekologie*, XII.

Cornil et Ranvier. — *Anatomie pathologique*.

Dérien. — Thèse de Paris, 1893.

Eckardt. — *Zeitschrift für geburst und gynaekologie*, 1889.

Flaischen. — *Zeitschrift für geburst und gynaekologie*, 1882.

Gazette hebdomadaire, 1896.

Heschl. — *Prager Viertel Iahrschrift*, 1860.

Himmelfarb. — *Centralblatt für gynaekologie*, 1886.

Julhiet. — Thèse de Lyon, 1895.

Krukenberg. — *Archives für gynaekologie*, 1887.

Lannelongue. — Traité des kystes congénitaux.

Lesourd. — Thèse de Paris, 1893.

Mercredi Médical, 1895.

Olshausen. — Die Krankeiten des ovarium, Stuttgard, 1886.

Pilliet, — *Revue de Chirurgie*, 1887.

Pilliet. — *Tribune Médicale*, 1893.

Pommier. — Thèse de Strasbourg, 1864.

Pomorsky. — *Centralblatt für gynaekologie*, 1889.

Pottieu. — Dissertation inaugural, Iéna, 1887.

Poupinel. — Thèse de Paris, 1886.

Poupinel. — *Archives de physiologie*, 1887.

Pozzi. — Traité de Gynécologie.

Rocher. — *Correspondenzblatt f. Schweizer Aerzte*, 1877.

Schrœder. — *Berliner Klinisch Wochenschrift*, 1879.

Semaine Médicale, 1895.

Souligoux. — *Bull. Société anatomique*, 1892.

Tauffer. — *Archiv. Virchow*, 1895.

Trévoux. — Thèse de Lyon, 1888.

Unverricht. — *Breslauer aertzliche Zeitschrift*, 1879.

Veil. — *Zeitschrift für gebürst und gynaekologie*, 1890.

Virchow. — *Archives de Virchow*, volume 75.

Wahl. — *Petersburger, Medical Wochenschrift*, 1883.

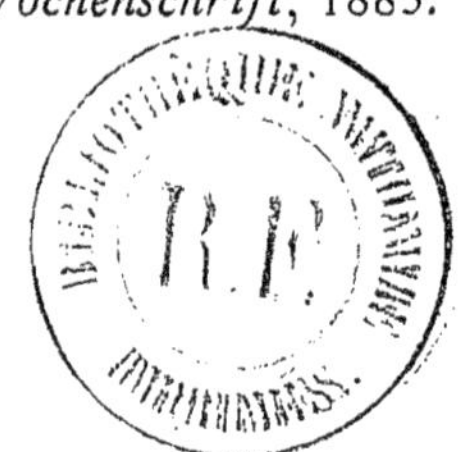